RACHANA SHARMA
VIKRAM SHARMA
AMIT KUMAR SHARMA

Osteoradionecrose

RACHANA SHARMA
VIKRAM SHARMA
AMIT KUMAR SHARMA

Osteoradionecrose

ScienciaScripts

Imprint

Cover image: www.ingimage.com

This book is a translation from the original published under ISBN 978-620-8-11708-5.

Publisher:
Sciencia Scripts
is a trademark of
Dodo Books Indian Ocean Ltd. and OmniScriptum S.R.L publishing group

120 High Road, East Finchley, London, N2 9ED, United Kingdom
Str. Armeneasca 28/1, office 1, Chisinau MD-2012, Republic of Moldova, Europe
Printed at: see last page
ISBN: 978-620-8-16131-6

RECONHECIMENTO

Tenho a sorte de receber ajuda dos meus Professores, Anciãos, Amigos e Família com sugestões valiosas, críticas construtivas e muitos outros favores que se revelaram uma bênção para mim.

Antes de mais, gostaria de agradecer a Deus pelas suas profundas bênçãos, sabedoria, saúde e força que me concedeu. Estou verdadeiramente grato pelo seu amor incondicional e infinito, misericórdia e graça.

Os meus agradecimentos ao ***Dr. B.S. TOMAR*** *(Presidente, NIMS) por me ter proporcionado a oportunidade certa nesta universidade para realizar o estudo.*

Gostaria de começar por agradecer aos meus respeitados professores, ***Dr. M K SUNIL****, Diretor, NIMS Dental College. Estou-lhe grato pelos conselhos que me deram e por terem respondido prontamente às minhas perguntas e dúvidas. O meu sentimento de gratidão para com eles durará toda a vida.*

Expresso a minha mais profunda gratidão ao ***Dr. SUNIL SHARMA****, Professor Catedrático, Diretor e Reitor da Faculdade de Medicina Dentária e Hospital NIMS, Pró-Vice-Chanceler da Universidade NIMS, ao* ***Dr. AMIT KUMAR SHARMA****, Professor e Chefe de Departamento, Departamento de Cirurgia Oral e Maxilofacial, pelos seus profundos conhecimentos, compreensão da matéria, atitude paternal e encorajamento constante ao longo do meu trabalho de dissertação na biblioteca. Expresso a minha gratidão ao* ***Dr. VIKRAM SHARMA,*** *Professor, Departamento de Cirurgia Oral e Maxilofacial, NIMS Dental College, Jaipur.*

Estou extremamente grato aos meus pais, ***o Sr. BAL KRISHNA SHARMA*** *e a* ***Sra. PUSPA SHARMA****, pelas suas bênçãos e investimento em mim, sem a sua fé não teria conseguido isto.*

Gostaria de agradecer a ajuda e o apoio do meu colega ***de pós-graduação, Dr. ANKUSH KUMAR AGARWAL, Dr. DIVYA JAIN, Dr. HARSHITA BISHARWAL, Dr. KIRAN YADAV, Dr. SHEENA AFREEN, Dr. KHUSHBOO,*** *para*
os seus esforços incansáveis para me ajudarem de todas as formas possíveis. Gostaria de agradecer aos meus amigos e prestáveis seniores ***Dr. ARAVIND ANTO B, Dr. SHRUTI, Dr. PRAVEEN, Dr. ABHISHEK PANDEY, Dr. UTHAM CHAND, Dr. ANJALI, Dr. RITU UPADHYAY, Dr. HENIL PARIKH, Dr. DHIRAL VIJAYVARGIYA.***

Dr. RACHANA SHARMA

ÍNDICE DE CONTEÚDOS

LISTA DE ABREVIATURAS

	LEGENDS
RT, RTx, or XRT	Radiation therapy or radiotherapy
TBI	Total body irradiation
DNA	Deoxyribonucleic acid
Gy	Gray
RT	Radiotherapy
ORN	Osteoradionecrosis
RTOG	Radiation Therapy Oncology Group
SCC	Squamous cell carcinoma
BRONJ	Bisphosphonate-related osteonecrosis of the jaws
HBOT	Hyperbaric oxygen therapy.
TNM	Tumour nodes metastasis
CT	Computed tomography
LD	Latissimusdorsi
ALT	Anterolateral thigh
rMSCs	rat mesenchymal stem cells
BMP	Bone morphogenetic protein
BMD	Bone mineral density
TAO	Thrombo-angiitisobliterans
T	Tumor
N	Nodes
M	Metastasis
BMI	Body mass index
B	Bone necrosis
S	Soft tissue defect
IL	Interleukin
TNF-α	Tumour necrosis factor α
TGF- β1	Transforming growth factor β1
MRI	Magnetic resonance imaging
FDG	Fluorodeoxyglucose
PET	Positron emission tomography
FGF	Fibroblast growth factor
EORTC	European Organization for Research and Treatment of Cancer
LENT	Late Effects Normal Tissue
IORN	Infected osteoradionecrosis

INTRODUÇÃO

RADIOTERAPIA

Os tumores malignos do pescoço e do crânio(1) evoluíram desde meados da década de 1980. Os avanços nas técnicas cirúrgicas, nas opções quimioterapêuticas e nas técnicas de radiação melhoraram o controlo loco-regional da doença e a sobrevivência. A radioterapia é utilizada como terapêutica de base para os cancros em fase inicial, como catalisador após a cirurgia ablativa para os carcinomas avançados e, em doentes com carcinomas irressecáveis e localmente avançados, a quimio-radioterapia concomitante(2) tornou-se a principal modalidade de tratamento. Na irradiação (3), a tolerância do tecido normal é o fator limitante da dose para o tratamento de uma doença maligna. A mucosa, o tecido das glândulas salivares, a pele, o osso e a cartilagem têm cada um a sua própria sensibilidade à dose e a sua própria reação ao trauma induzido pela radiação. Qual é o cenário real? A radioterapia pode ser curativa em vários tipos de cancro se estes estiverem localizados numa área do corpo. Também pode ser utilizada como parte de uma terapia adjuvante, para prevenir a recorrência do tumor após a cirurgia para remover um tumor maligno primário (por exemplo, fases iniciais do cancro da mama). (4) A radioterapia é sinérgica com a quimioterapia e tem sido utilizada antes, durante e após a quimioterapia em cancros susceptíveis. A subespecialidade da oncologia que se centra na radioterapia é designada por oncologia de radiações.(5) A utilização deste mecanismo destrutivo é excessiva! A radioterapia é geralmente aplicada ao tumor canceroso devido à sua capacidade de controlar o crescimento celular. A radiação ionizante(6) actua danificando o ADN do tecido canceroso, levando à morte celular. Para poupar os tecidos normais (como a pele ou os órgãos que a radiação tem de atravessar para tratar o tumor), os feixes de radiação modelados são direcionados a partir de vários ângulos de exposição para se intersectarem no tumor, proporcionando uma dose absorvida muito maior do que no tecido saudável circundante. Para além do tumor propriamente dito, os campos de radiação podem também incluir os gânglios linfáticos de drenagem se estiverem clínica ou radiologicamente envolvidos no tumor, ou se se pensar que existe um risco de disseminação maligna subclínica. É necessário incluir uma margem de tecido normal à volta do tumor para ter em conta as incertezas e o movimento interno do tumor. Estas incertezas podem ser causadas pelo movimento interno (por exemplo, respiração e enchimento da bexiga) e pelo movimento das marcas externas da pele relativamente à posição do tumor.[(7)]

Oncologia por radiação:

A oncologia das radiações, a especialidade médica que se ocupa da prescrição de radiações, distingue-se da radiologia[(5)], a utilização das radiações na imagiologia e no diagnóstico médico. A radiação pode ser prescrita por um oncologista de radiações com o objetivo de curar ("curativa") ou para terapia adjuvante. Também pode ser utilizada como tratamento paliativo (quando a cura não é possível e o objetivo é o controlo local da doença ou o alívio sintomático) ou como tratamento terapêutico (quando a terapêutica tem benefícios em termos de sobrevivência e pode ser curativa). Também é comum combinar a radioterapia com cirurgia, quimioterapia, terapia hormonal, imunoterapia ou uma mistura das quatro. Os tipos de cancro mais comuns podem ser tratados com radioterapia de alguma forma. A intenção exacta do tratamento (curativo, adjuvante, neo-adjuvante, terapêutico ou paliativo) dependerá do tipo de tumor, da sua localização e estádio, bem como do estado geral de saúde do doente. A irradiação corporal total (TBI)[8] é uma técnica de radioterapia utilizada para preparar o organismo para receber um transplante de medula óssea. A braquiterapia, em que uma fonte de radiação é colocada no interior ou junto da área a tratar, é outra forma de radioterapia que minimiza a exposição do tecido saudável durante os procedimentos para tratar cancros da mama, da próstata e de outros órgãos.

Efeitos secundários agudos:

Náuseas e vómitos:

Este não é um efeito secundário geral da radioterapia, e mecanicamente está associado apenas ao tratamento do estômago ou do abdómen (que normalmente reagem algumas horas após o tratamento),[9]ou à radioterapia a certas estruturas produtoras de náuseas na cabeça durante o tratamento de certos tumores da cabeça e do pescoço, mais frequentemente os vestíbulos dos ouvidos internos.Como em qualquer tratamento angustiante, alguns doentes vomitam imediatamente durante a radioterapia, ou mesmo em antecipação da mesma, mas isto é considerado uma resposta psicológica.[10] As náuseas por qualquer motivo podem ser tratadas com antieméticos.

Danos nas superfícies epiteliais:

As superfícies epiteliais podem sofrer danos devido à radioterapia. Dependendo da área a ser tratada, isto pode incluir a pele, a mucosa oral, a faringe, a mucosa intestinal e o ureter. As taxas de aparecimento e de recuperação dos danos dependem da taxa de renovação das células epiteliais.[11] Normalmente, a pele começa a ficar rosada e dorida algumas semanas após o tratamento. A reação pode tornar-se mais grave durante o tratamento e até cerca de uma semana após o fim da radioterapia, e a pele pode romper-se. Embora esta descamação húmida seja desconfortável, a recuperação é normalmente rápida. As reacções cutâneas tendem a ser piores em áreas onde existem dobras naturais da pele, como por exemplo, por baixo do peito feminino, atrás da orelha e nas virilhas.

Feridas na boca, garganta e estômago:

Se a zona da cabeça e do pescoço for tratada, é frequente ocorrerem dores e ulcerações temporárias na boca e na garganta. Se for grave, pode afetar a deglutição e o doente pode necessitar de analgésicos e de apoio nutricional/suplementos alimentares. O esófago também pode ficar dorido se for tratado diretamente ou se receber uma dose de radiação colateral durante o tratamento do cancro do pulmão. No tratamento de neoplasias malignas do fígado e de metástases, é possível que a radiação colateral provoque úlceras gástricas, gástricas ou duodenais. Esta radiação colateral é normalmente causada pela administração não direcionada (refluxo) dos agentes radioactivos que estão a ser infundidos.

Desconforto intestinal:

O intestino inferior pode ser tratado diretamente com radiação (tratamento do cancro rectal ou anal) ou ser exposto por radioterapia a outras estruturas pélvicas (próstata, bexiga, trato genital feminino). Os sintomas típicos incluem dor, diarreia e náuseas.

Inchaço:

Como parte da inflamação geral que ocorre, o inchaço dos tecidos moles pode causar problemas durante a radioterapia. É uma preocupação durante o tratamento de tumores cerebrais e metástases cerebrais, especialmente quando existe uma pressão intracraniana elevada pré-existente ou quando o tumor está a causar uma obstrução quase total de um lúmen (por exemplo, traqueia ou brônquio principal). A intervenção cirúrgica pode ser considerada antes do tratamento com radiação. Se a cirurgia for considerada desnecessária ou inadequada, o doente pode receber esteróides durante a radioterapia para reduzir o inchaço.

Infertilidade:

As gónadas (ovários e testículos) são muito sensíveis à radiação. Podem ser incapazes de produzir gâmetas após exposição **direta** à maioria das doses de radiação normais de tratamento. O planeamento do tratamento para todos os locais do corpo é concebido para minimizar, se não excluir completamente, a dose para as gónadas se estas não forem a principal área de tratamento. A infertilidade pode ser evitada de forma eficaz poupando pelo menos uma gónada à radiação.

Efeitos secundários tardios:

Os efeitos secundários tardios ocorrem meses a anos após o tratamento e estão geralmente limitados à área que foi tratada. São frequentemente devidos a danos nos vasos sanguíneos e nas células do tecido conjuntivo. Muitos dos efeitos tardios são reduzidos através do fracionamento do tratamento em partes mais pequenas.

Fibrose:

Os tecidos que foram irradiados tendem a tornar-se menos elásticos ao longo do tempo devido a um processo de cicatrização difuso. Esta é uma das principais alterações sofridas pela componente vascular de qualquer órgão do nosso corpo.

Epilação:

A depilação (perda de pêlos) pode ocorrer em qualquer pele com pêlos com doses superiores a 1 Gy. Ocorre apenas dentro do(s) campo(s) de radiação. A queda de cabelo pode ser permanente com uma dose única de 10 Gy, mas se a dose for fraccionada, a queda de cabelo permanente pode não ocorrer até a dose exceder 45 Gy.

Secura:

As glândulas salivares e as glândulas lacrimais têm uma tolerância à radiação de cerca de 30 Gy em fracções de 2 Gy, uma dose que é excedida pela maioria dos tratamentos radicais do cancro da cabeça e do pescoço. A boca seca (xerostomia) e os olhos secos (xeroftalmia) podem tornar-se problemas irritantes a longo prazo e reduzir gravemente a qualidade de vida do doente. Do mesmo modo, as glândulas sudoríparas da pele tratada (como a axila) tendem a deixar de funcionar e a mucosa vaginal, naturalmente húmida, fica frequentemente seca após a irradiação pélvica (fig. 1).

Linfedema:

O linfedema, uma condição de retenção localizada de líquidos e inchaço dos tecidos, pode resultar de danos no sistema linfático sofridos durante a radioterapia. É a complicação mais frequentemente registada em doentes submetidas a radioterapia da mama que recebem radioterapia axilar adjuvante após cirurgia para desobstrução dos gânglios linfáticos axilares.

Cancro:

A radiação é uma causa potencial de cancro, e os tumores malignos secundários são observados numa minoria muito pequena de doentes - normalmente menos de 1/1000. Manifesta-se geralmente 20 - 30 anos após o tratamento, embora alguns tumores malignos hematológicos possam desenvolver-se num prazo de 5 a 10 anos. Na grande maioria dos casos, este risco é largamente compensado pela redução do risco conferida pelo tratamento do cancro primário.

Doença cardíaca:

A radiação tem um risco excessivo de morte por doença cardíaca observado após alguns regimes anteriores de RT para o cancro da mama.

Declínio cognitivo: Em casos de radiação aplicada na região da cabeça pode causar declínio cognitivo. O declínio cognitivo foi especialmente visível em crianças pequenas, entre os 5 e os 11 anos de idade. Os estudos revelaram, por exemplo, que o QI das crianças de 5 anos de idade diminuía todos os anos após o tratamento em vários pontos de QI.

Enteropatia por radiação:

O trato gastrointestinal pode ser danificado após radioterapia abdominal e pélvica. A atrofia, a fibrose e as alterações vasculares provocam má absorção, diarreia, esteatorreia e hemorragia, sendo a diarreia por ácidos biliares e a má absorção de vitamina B12 comuns devido ao envolvimento do íleo. A doença da radiação pélvica inclui a radiação da próstata, produzindo hemorragia e diarreia, podendo também causar cistite por radiação quando a bexiga é afetada.

DEFINIÇÃO

A osteorradionecrose (ORN) é uma complicação tardia grave e devastadora da radioterapia em doentes com cancro da cabeça e do pescoço, especialmente na mandíbula, uma vez que esta tem uma densidade elevada e uma baixa vasculatura sanguínea. Tipicamente, é definida como osteonecrose causada por radiação ionizante. Clinicamente, é a perda de pele ou tecido mucoso e a exposição de tecido ósseo necrótico durante pelo menos três meses numa área previamente irradiada sem evidência de tumor residual ou recorrente. A progressão da doença pode levar a fratura patológica, formação de fístula intra-oral e/ou extra-oral, sequestro ósseo, trismo, dor, infeção local ou sistémica e, por vezes, deformidade permanente. Outros sintomas incluem disestesia,(12) halitose, disgeusia e impactação alimentar. O diagnóstico de ORN é estabelecido pela evidência clínica e radiográfica de necrose óssea após a irradiação, que não está relacionada à recidiva do tumor. A maioria dos casos de ORN ocorre nos primeiros anos após a radioterapia, e inclui quase todos os casos que se desenvolveram espontaneamente;(13) no entanto, a ORN induzida por trauma pode desenvolver-se anos após a terapia inicial. A radioterapia é largamente utilizada no tratamento do cancro da cabeça e pescoço, como terapêutica primária, adjuvante da cirurgia, em conjunto com quimioterapia concomitante (14) ou como tratamento paliativo para malignidades da cabeça e pescoço em fase tardia e irressecáveis. Embora a radioterapia possa aumentar as taxas de cura, o doente irradiado é suscetível a efeitos secundários e a uma série de potenciais complicações oro-faciais. Estas complicações podem ser divididas em complicações precoces e complicações a longo prazo. As complicações precoces da radioterapia são muito frequentes, nomeadamente a mucosite oral. (15) É, de longe, a complicação mais comum e angustiante do tratamento de neoplasias malignas e pode ter um efeito tão significativo na qualidade de vida que se torna necessário interromper ou reduzir a terapia oncológica. As complicações a longo prazo da radioterapia da cabeça e do pescoço incluem boca seca (xerostomia),(16) perda do paladar, limitação da abertura da boca (trismo), perda progressiva da inserção periodontal, cáries dentárias, alterações microvasculares, necrose dos tecidos moles e, menos frequentemente, mas uma das piores, osteoradionecrose (ORN), sendo esta última considerada a complicação mais devastadora da radioterapia na área da cabeça e do pescoço. Em casos graves, pode mesmo ocorrer a morte. Os doentes que sofrem de ORN sofrem uma deterioração substancial da sua qualidade de vida devido a sintomas clínicos graves, como dor crónica espontânea, disfagia e deformação facial. Uma melhor compreensão dos factores de risco para o desenvolvimento de ORN e da fisiopatologia subjacente pode melhorar a nossa capacidade de prevenir esta complicação e ajudar a melhorar o prognóstico dos doentes tratados para ORN. Considerou-se que muitos factores predispõem ao desenvolvimento de ORN, incluindo o tamanho e a localização do tumor, a dose de radiação, o trauma local, as extracções dentárias, a infeção, os defeitos imunitários e a desnutrição. No entanto, a ORN também pode, por vezes, ocorrer espontaneamente, sem relação com o trauma. Muitos doentes com cancro oral também abusam do álcool e do tabaco e têm um mau estado clínico geral, o que, juntamente com um mau estado nutricional[(13)] e falta de higiene oral, pode colocar estes doentes em maior risco de ORN. Os dados do estudo de Reuther et al. com 830 doentes com tumores da cabeça e pescoço avaliados durante 30 anos, sugerem que o estádio do tumor, a infiltração tumoral do osso adjacente e as extracções dentárias são os factores predisponentes mais importantes para a ORN.

EPIDEMIOLOGIA INCIDÊNCIA

A ORN é rara em pacientes que recebem menos de 60 gray (Gy) de radioterapia(17). Pacientes que receberam menos de 60 Gy e mais de 50 Gy têm sido relatados raramente com incidência de ORN. A incidência de ORN tem diminuído nas últimas 3 décadas. Em geral, estudos da década de 1970 mostraram uma incidência de ORN de 5,411,8%. Estudos recentes colocaram a incidência mais próxima de 3,0%. O Radiation Therapy Oncology Group (RTOG)(11) exige que os seus membros notifiquem a toxicidade da radiação, incluindo a ORN; no entanto, a doença continua a ser subnotificada. A análise de estudos epidemiológicos sobre a ORN não fornece dados adequados sobre a incidência e prevalência da ORN nos maxilares, devido à falta de concordância sobre a sua definição, à inconsistência do tempo de seguimento entre os estudos e à limitação dos dados dos estudos. A ORN afecta mais frequentemente a mandíbula do que a maxila ou qualquer outro osso da cabeça e pescoço, sendo a sua incidência na mandíbula de 2% a 22%, afectando mais frequentemente o corpo[(18)]. É rara em doentes com radiação inferior a 60Gy, mas mais comum quando se utiliza braquiterapia (a mandíbula tem de estar na área de tratamento para estar em risco). No entanto, pensa-se que a incidência de ORN é menos comum após radioterapia hiperfraccionada a 72-80Gy, ou radioterapia fraccionada moderadamente acelerada juntamente com um boost de 64-72Gy.[(11)] Relatórios recentes sugerem que, quando a quimioterapia é adicionada à radioterapia, a incidência de ORN pode aumentar, mas a utilização de radioterapia de intensidade modulada (IMRT) pode reduzi-la. Os factores que se pensa afectarem o desenvolvimento de ORN incluem o tamanho e o local do tumor, a radiação e o tipo de ressecção mandibular, lesões ou extracções dentárias: infeção, deficiências imunitárias e desnutrição. Muitos doentes com cancro oral têm outras doenças graves e têm frequentemente uma longa história de abuso de álcool e tabaco, o que, juntamente com uma má nutrição e higiene oral, coloca estes doentes em risco elevado de desenvolver ORN. A doença dentária e a cirurgia dentoalveolar, em particular as extracções dentárias após radioterapia, são factores predisponentes bem estabelecidos para a ORN;[(19)]a incidência documentada de ORN após extracções é de cerca de 5%.A sua incidência é três vezes maior em pacientes dentados do que em pacientes edêntulos, principalmente como resultado de lesões causadas por extracções e infeção por doença periodontal.O risco de desenvolver ORN após extracções é maior em dentes mandibulares posteriores com raízes que se encontram abaixo da linha milo-hióidea, quando uma extração atraumática não foi possível. A evidência clínica de ORN relacionada à radioterapia foi relatada pela primeira vez por Regaud. Revisando estudos da literatura, em sua maioria retrospectivos, encontra-se uma incidência global de ORN de 10,31% antes de 1968, e de 6,28% após esse ano. O ano de 1968 foi escolhido arbitrariamente por Clayman, porque nessa altura quase todas as unidades de oncologia de radiação tinham adotado a radioterapia, e nós utilizámo-lo para atualizar todos os estudos de incidência de ORN publicados. A investigação feita por Reuther et al, numa grande população de estudo de 830 pacientes, durante um período de 30 anos, que avaliou a ocorrência de osteorradionecrose e os seus factores predisponentes associados, a incidência de

ORN foi de 8,2%. (fig. 1) A maioria dos estudos tem sido retrospetiva, o que tem os seus prós e contras. Walker et al. realizaram um estudo controverso à atual compreensão da etiologia da cárie de radiação, concluindo que uma dose de radioterapia de 60 Gy resulta em cárie devido a danos diretos da radiação no esmalte do dente e não devido a danos indirectos. Marx referiu que a ORN não está diretamente relacionada com a radiação, trauma ou infeção, mas sim com a hipoxia, hipocelularidade e hipovascularidade(20).A extração de dentes e a doença dentária em regiões irradiadas têm sido relatadas como factores importantes no desenvolvimento de ORN A radioterapia convencional em doses tumoricidas pode ter uma incidência de complicações graves de 5% a 10%, e também relacionadas com efeitos retardados.‖ Estas complicações ocorrem após um período latente que varia de vários meses a anos e muitas vezes têm risco de ocorrer ao longo da vida. A incidência de ORN na mandíbula após tratamento com radiação varia de 2,6% a 15%.(21)O tempo médio entre o término da radioterapia e o desenvolvimento da ORN, de acordo com a literatura, varia de 22 a 47 meses.Este artigo revisa a anatomia, teorias passadas e atuais da fisiopatologia, fatores de risco e diretrizes para prevenção e tratamento da ORN pós-radiação.Na mandíbula, o córtex vestibular nas regiões pré-molares, molares e retro molares foram descritos como os locais mais vulneráveis para ORN.

REVISÃO DA LITERATURA

Em 1990, N.M.H. Mcleod et al. fizeram uma revisão da osteorradionecrose dos maxilares e afirmaram que esta continua a ser a consequência mais problemática da radioterapia no tratamento do cancro da cabeça e do pescoço. Novas teorias sobre a sua fisiopatologia permitiram o desenvolvimento de potenciais modalidades de tratamento, incluindo a utilização de pentoxifilina e tocoferol. Nesta série retrospetiva de casos, o autor examinou os resultados de doentes com ORN aos quais foram prescritos pentoxifilina e tocoferol.[30]

G. A. Wood, et al em 1993, fizeram um estudo retrospetivo de 12 episódios de osteoradionecrose tratados com oxigénio hiperbárico (HBO) em 11 doentes. Os casos tinham sido previamente tratados por métodos mais convencionais, incluindo cirurgia, sem sucesso. Todos os casos tratados com HBO tiveram um desfecho positivo, embora 83% dos doentes tenham necessitado de cirurgia concomitante para remoção do osso necrótico. Foram discutidos os custos e as contra-indicações da oxigenoterapia hiperbárica. [34]

Jens J. Thorn et al, em 2000, debruçaram-se sobre as caraterísticas clínicas dos doentes com osteorradionecrose (ORN) dos maxilares e sobre a relação entre a extensão da ORN e o campo de irradiação no grupo de estudo constituído por 80 doentes encaminhados para tratamento da ORN. Os gráficos da extensão da ORN, baseados em radiografias panorâmicas, foram elaborados pelo investigador clínico e comparados com os gráficos do campo de irradiação elaborados pelos oncologistas. Foram anotados o diagnóstico da lesão, o estádio, a localização, o plano de tratamento, o período e a dose de irradiação, bem como vários potenciais factores iniciadores. Os hábitos tabágicos dos doentes com ORN eram semelhantes aos de outros doentes com cancro da cabeça e do pescoço, tendo sido diagnosticado um novo tumor primário ou uma recidiva em 10% dos doentes na altura da ORN. Apenas 3 doentes tinham recebido doses acumuladas inferiores a 60 Gy. Mais de metade dos casos foram iniciados por remoção de dentes. A ORN desenvolveu-se nos primeiros 3 anos em 74%; mas a ORN pode surgir de forma traumática durante um número infinito de anos após a radioterapia. A ORN generalizada pode não apresentar sintomas, à exceção de uma discreta deiscência da mucosa oral. O local de predileção para a ORN é a região dos molares mandibulares. Todos os casos de ORN foram encontrados no campo de radiação. Muitos casos de ORN não apresentavam sintomas; com a deiscência da mucosa no seguimento após a radioterapia foi defendido um esforço para detetar a ORN numa fase precoce. A consequência de todos os casos de ORN estarem localizados no campo de irradiação, juntamente com a remoção do dente ser frequentemente o fator iniciador, levou a uma abordagem pré-irradiação mais agressiva da patologia dentária localizada no campo de radiação.[13]

John W. Hellstein, et al em 2005, analisou que os bisfosfonatos estão a ser implicados num número crescente de complicações dos maxilares. Estão a ser aplicados vários termos a este fenómeno e talvez o termo descritivo osteochemonecrosis de bisfosfonatos seja mais adequado. Mas a estranha semelhança entre este processo patológico do século XXI e a doença do século XIX conhecida como mandíbula em fóssil é impressionante. Como a nomenclatura continua a evoluir, o termo utilizado neste artigo será mandíbula bis-phossy. O autor explorou aspectos históricos e actuais destas doenças. Apesar de poderem existir outros factores atenuantes, como a saúde oral, a história de quimioterapia, o estado imunitário, o estado de desempenho de Karnofsky ou o índice de Kaplan-Feinstein, os bisfosfonatos parecem ser o principal componente nos casos de mandíbula bis-phossy. Este artigo relatou casos de mandíbula bis-phossy, com aparência histórica como mandíbula phossy e osteoradionecrose. O autor fez uma revisão de 20 casos suspeitos de mandíbula bis-phossy e apresentou as caraterísticas histopatológicas típicas da mandíbula bis-phossy. As caraterísticas histopatológicas da mandíbula bis-phossy mostraram canais vasculares intactos, em áreas com infiltrados inflamatórios agudos e crescimento bacteriano excessivo. Foram também observados fragmentos ósseos não vitais com reduzida evidência de ação osteoclástica. A doença histórica da mandíbula em fóssil parece servir como uma possível doença análoga para a investigação e o tratamento actuais da mandíbula em bissexual. A prevenção e a identificação precoce de doentes em risco devem ser a principal preocupação[(33)].

J.D "Souza, em 2007, fez uma investigação sobre a influência do oxigénio hiperbárico no resultado de doentes tratados para osteorradionecrose: estudo de 8 anos. Tratou-se de uma revisão retrospetiva dos resultados do tratamento da osteorradionecrose (ORN) da mandíbula durante um período de 8 anos, com referência específica ao papel da oxigenoterapia hiperbárica (HBOT). Foi estudado o tratamento de 23 pacientes tratados para ORN, classificando-os em três graus de acordo com a gravidade do envolvimento clínico e radiográfico. Havia 13 doentes com ORN de grau I, seis doentes com ORN de grau II e quatro doentes com ORN de grau III. A OTH foi administrada a 10 doentes no grupo de grau I, a quatro doentes no grupo de grau II e a dois doentes no grupo de grau III. No total, oito doentes (62%) com ORN de grau I, três doentes (50%) com ORN de grau II e dois doentes (50%) com ORN de grau III ficaram curados. Nos doentes que receberam HBOT, a taxa de cura foi de 12,5% e nos que não receberam HBOT foi de 86%. Mas, por outro lado, a OTH é exigente para os doentes e tem implicações em termos de custos para o NHS; por conseguinte, são urgentemente necessários mais dados sobre os resultados clínicos no que respeita ao seu papel no tratamento da ORN. [(25)]

N. Ahmed, em 2008, num estudo, fez uma investigação sobre a osteorradionecrose com uma perceção da ORN como um problema evitável? A osteorradionecrose é uma doença debilitante que se apresenta de várias formas e cujo tratamento vai desde a terapêutica médica até à cirurgia que, em casos graves, exige a reconstrução com retalho vascularizado. Estes procedimentos são complexos, com vários factores de restrição e cansativos. Apesar dos nossos avanços e melhorias no tratamento do cancro da cabeça e do pescoço, temos de melhorar a prevenção e o tratamento dos doentes que sofrem desta doença. Atualmente, todos os casos com tratamento médico de ORN na Guy's and St Thomas Head and Neck Unit estão a ser constantemente monitorizados, o que exige uma abordagem mais agressiva do seu tratamento[(26)].

Em 2008, Rathan M. Subramanian efectuou um estudo sobre a osteonecrose da mandíbula induzida por bisfosfonatos. A osteonecrose da mandíbula associada a bisfosfonatos foi uma descrição recente. O diagnóstico é confirmado por imagiologia em vez de biópsia e a resposta ao tratamento é monitorizada por imagiologia, pelo que os radiologistas devem conhecer esta nova entidade. Um doente que estava a fazer terapêutica crónica com bifosfonatos para a osteoporose desenvolveu osteonecrose da mandíbula que foi confirmada por TC multidetectores.(27)

N.M.H. McLeod et al 2009, com o objetivo de saber se os médicos dentistas tomam medidas específicas para identificar os pacientes em risco de osteorradionecrose (ORN) dos ossos maxilares; como as unidades de cirurgia oral e maxilofacial no Reino Unido gerem os pacientes que fizeram radioterapia e necessitam de extracções dentárias e as provas subjacentes à prática atual. O investigador enviou questionários por correio a 60 dentistas e a 117 unidades maxilofaciais. Os dentistas foram questionados sobre as medidas utilizadas para identificar a radioterapia, os pacientes e a utilização de profilaxia antibiótica. As unidades maxilofaciais foram questionadas sobre a existência de protocolos escritos e as medidas utilizadas para minimizar o risco de ORN. Trinta e cinco por cento dos dentistas questionados referiram especificamente o cancro da cabeça e do pescoço ou a radioterapia como parte da sua história clínica, e 5% das unidades maxilofaciais questionadas, protocolos escritos para a gestão de pacientes que fizeram radioterapia ou que tinham sido previamente diagnosticados com ORN. Os antibióticos profilácticos são recomendados para os doentes com risco de ORN por 16% dos dentistas e 81% das unidades maxilofaciais. A lavagem bucal pré-operatória é recomendada por 59% das unidades maxilofaciais. A identificação de doentes em risco de ORN é o primeiro passo na prevenção, que parece ineficaz. As recomendações incluem a utilização de colutórios pré-operatórios e antibióticos profilácticos. As operações devem ser atraumáticas e devem ser efectuadas por clínicos experientes.[12]

Em 2011, Karla O "Dell, MD, et al, fez uma revisão da osteorradionecrose (ORN) da mandíbula, que é uma complicação terrível da radioterapia para o cancro da cabeça e do pescoço. A osteonecrose induzida pela radiação varia desde pequenas exposições ósseas assintomáticas que permanecem estáveis durante meses a anos e que se curam com um tratamento conservador, até à necrose grave com fratura patológica que requer intervenção cirúrgica e reconstrução. Os sintomas incluem dor, mau hálito, disgeusia, diestesia ou anestesia, trismo, dificuldade de mastigação, deglutição e/ou fala, formação de fístulas, fratura patológica e infeção local, disseminada ou sistémica. A ORN é definida como uma condição em que o osso irradiado fica exposto através de uma ferida na pele ou mucosa sobrejacente e persiste sem cicatrização durante 3 a 6 meses. O osso exposto deve ocorrer na ausência de recidiva do tumor, necrose do tumor durante a radioterapia ou doença metastática. A incidência de ORN na mandíbula após tratamento com radiação varia entre 2,6% e 15%. O tempo médio entre o término da radioterapia e o desenvolvimento de ORN, conforme relatado na literatura, varia de 22 a 47 meses. Este artigo discute a anatomia, teorias passadas e actuais da fisiopatologia, factores de risco e orientações para a prevenção e tratamento da ORN pós-radiação[31]

S. Ferrari em 2012, Reabilitação com implantes endósseos na reconstrução mandibular com retalho livre de fíbula, uma série de casos de até 10 anos foi feita por S. Ferrari em 2012. O objetivo do estudo foi avaliar o desfecho clínico, os resultados estéticos e funcionais da reabilitação com implantes do retalho livre de fíbula em mandíbulas reconstruídas. Foram revistas as fichas de pacientes submetidos a reconstrução mandibular com retalho livre de fíbula e reabilitação protética com implantes entre 1998 e 2008 na Unidade Operatória de Cirurgia Maxilofacial de Parma, Itália. Este estudo estimou as taxas de sobrevivência dos implantes colocados em mandíbulas reconstruídas, identificou os factores de prognóstico e avaliou os resultados funcionais. Foi colocado um total de 62 implantes. Ocorreram complicações em 7, tendo a maioria dos pacientes relatado uma melhoria da função e da estética. Foi observada uma elevada taxa de sobrevivência para implantes colocados em mandíbulas reconstruídas com retalho livre de fíbula.[(28)]

Em 2013, Dominik Horn efectuou um estudo comparativo dos retalhos livres anterolateral da coxa e do grande dorsal na reconstrução de tecidos moles de defeitos extensos na região da cabeça e do pescoço. Para comparar a aplicabilidade dos retalhos de latissimusdorsi (LD) e anterolateral da coxa (ALT), foi efectuada uma análise retrospetiva. Pacientes com reconstrução de defeitos extensos e/ou volumosos de tecido composto na região da cabeça e pescoço foram submetidos a 85 transferências de tecido livre (44 retalhos LD e 41 retalhos ALT). A superfície média do retalho LD foi de 115,8 cm e a superfície média do retalho ALT foi de 67,0 cm. A taxa de sobrevivência foi de 93% nos retalhos ALT e 91% nos retalhos LD. A morbilidade da zona doadora ocorreu em 5% (ALT) e 7% (LD). Ambos os retalhos apresentam excelentes oportunidades para a reconstrução de defeitos extensos e/ou volumosos. Eles satisfazem amplamente os requisitos de um retalho de tecido mole ideal em termos de versatilidade, textura da pele e estoque de tecido. Ambos os retalhos podem ser levantados com uma pá de pele dupla. As vantagens e desvantagens de cada retalho têm de ser ponderadas entre si, do ponto de vista do cirurgião, para se chegar a uma melhor compreensão.[(7)]

Em 2015, efectuou uma análise retrospetiva da osteoradionecrose da mandíbula para propor uma classificação clínica e um sistema de estadiamento. A osteoradionecrose da mandíbula é uma complicação comum induzida pela radiação, observada sobretudo em doentes com cancro oral. Foram propostas várias classificações e sistemas de estadiamento para a osteorradionecrose da mandíbula com base nos sintomas clínicos, nos achados radiológicos e/ou na resposta a diversos tratamentos. No entanto, nenhuma foi universalmente aceite. Foi efectuada uma revisão em 99 doentes diagnosticados com osteorradionecrose da mandíbula entre 2000 e 2013. Foi estabelecida uma nova classificação com base na necrose óssea e nos defeitos dos tecidos moles. Foi proposto um novo sistema de estadiamento com quatro estádios diferentes (estádio 0, estádio I, estádio II e estádio III). Este novo sistema de classificação e estadiamento revela-se mais fácil e mais aceitável para a avaliação clínica do que os anteriores.[(10)]

Andrew Lyons, et al., em 2008, realizaram um estudo nos últimos 80 anos em que foram propostas várias teorias sobre a patogénese da osteorradionecrose (ORN), com as consequentes implicações para o seu tratamento. Até há pouco tempo, a hipóxia tecidular e as suas consequências eram aceites como a causa primária, o que levou à utilização de oxigénio hiperbárico (HBO) tanto para o tratamento como para a prevenção de complicações da radioterapia na cabeça e no pescoço. O benefício da HBO não foi validado. Uma nova teoria para a patogénese da ORN propôs que os danos no osso são causados por fibrose induzida pela radiação. As células do osso são danificadas em resultado de uma inflamação aguda, dos radicais livres e da ativação crónica dos fibroblastos por uma série de factores de crescimento. Por conseguinte, foram concebidos novos tratamentos que incluem a pentoxifilina, um vasodilatador que também inibe a fibrose, e o tocoferol (vitamina E) para reduzir os danos causados pelos radicais livres. Com estes agentes, foram registados resultados impressionantes em termos de reversão do processo de ORN. Foi sugerido que este e estes agentes poderiam ser a base do futuro tratamento e prevenção da ORN.(32)

Frankie Sulaiman, DDS, MS, 2003, concebeu um estudo para utilizar a experiência institucional com pacientes irradiados de cabeça e pescoço para avaliar:

1. Incidência de extração dentária e sequele;
2. Os pacientes que desenvolveram osteoradionecrose por extração e a eficácia da oxigenoterapia hiperbárica, e
3. Diretrizes para protocolos de extração nesta população. Foi revisto um grupo de 1.194 pacientes com história de radiação na cabeça e no pescoço, que foram avaliados e tratados no Serviço de Medicina Dentária do Memorial Sloan-Kettering Cancer Centre, dos quais 187 necessitaram de extracções dentárias, que foram analisadas com base nos dados demográficos dos pacientes, localização do tumor, estadiamento, histopatologia, dosagem de radiação, campo e momento, localização das indicações de extração dentária, métodos cirúrgicos e sequele Quase 85% dos pacientes analisados não necessitaram de extração. Apenas 4 dos que foram submetidos a extracções no Memorial Sloan-Kettering Cancer Centre desenvolveram osteoradionecrose. Observou-se que a utilização de comunicações entre equipas multidisciplinares e a seleção cuidadosa das extracções em função do prognóstico e da sintomatologia, independentemente de patologias dentárias pré-existentes, procedimentos de extração atraumáticos e um acompanhamento meticuloso podem reduzir as taxas de extração e de osteorradionecrose.(1)

Em 2006, T. Hansen, et al, analisaram que a osteorradionecrose infetada (IORN) é uma das principais complicações da radioterapia do cancro oral. Estudos recentes demonstraram uma elevada prevalência de Actinomyces na IORN. Foi analisado o acompanhamento clínico de doentes com IORN (n = 25; 20 homens, 5 mulheres) no que diz respeito à deteção de Actinomyces na mandíbula. No prazo de 1,6-119 meses de acompanhamento, o controlo da doença foi alcançado em quase 90% dos doentes com biópsias ósseas negativas para Actinomyces, mas apenas em 25% do grupo positivo para Actinomyces. A presença de Actinomyces foi associada a um risco significativamente mais elevado de insucesso do tratamento (P = 0,004; teste exato de Fisher). Uma vez que Actinomyces foi detectado num número significativo de doentes com defeitos da mucosa que não cicatrizam, este micróbio pode promover a persistência de processos inflamatórios crónicos que não cicatrizam. A positividade de Actinomyces define uma subpopulação com um curso clinicamente deteriorado de IORN mandibular pode ser derivada desta investigação.(35)

Marcos Martins Curi, PhD, et al, 2007, revisaram que a osteorradionecrose (ORN) é uma complicação tardia grave e devastadora da radioterapia em pacientes com câncer de cabeça e pescoço. A gestão da ORN permanece controversa e a abordagem atual tem-se centrado no desbridamento, antibióticos sistémicos e, eventualmente, oxigenoterapia hiperbárica para ORN pequenas e limitadas. No entanto, esta abordagem conservadora é ineficaz no controlo da necrose extensa do osso e dos tecidos moles. Os retalhos compostos microvasculares têm sido utilizados numa variedade de cirurgias ablativas da cabeça e do pescoço, mas a sua utilização no tratamento da ORN não foi ainda totalmente explorada De 1999 a 2002, 5 doentes com ORN refractária da mandíbula foram submetidos a ressecção radical e reconstrução com retalho composto fibular sem microvascularização imediata. Todos os pacientes tinham sido tratados inicialmente com procedimentos conservadores e oxigenoterapia hiperbárica. Todos os pacientes tiveram uma reconstrução vascularizada inicialmente bem-sucedida por exame clínico com morbidade pós-operatória mínima. Um paciente teve perda total do retalho aos 20 dias devido a fístula orocutânea e infeção. Assim, a ressecção radical seguida de reconstrução com retalho composto microvascular é um procedimento fiável no tratamento de pacientes com ORN extensa da mandíbula.[(36)]

Em 2007, Richard Barkhuysen, MD, DMD, et al, apresentaram um doente com tromboangite obliterante (TAO) que desenvolveu necrose grave dos tecidos moles intra-orais e do osso maxilar e mandibular após radioterapia para um carcinoma de células escamosas cT2N0M0 do palato mole. Foram efectuados múltiplos procedimentos cirúrgicos, incluindo a ressecção parcial da mandíbula e da maxila e a reconstrução de defeitos intra-orais e extra-orais com um retalho miocutâneo do músculo peitoral maior e um retalho anterolateral da coxa, com sucesso parcial. Embora não se possa verificar uma relação causal entre a TAO e as complicações descritas, a inferência obtida é que é aconselhável uma monitorização atenta dos doentes com TAO que estão a ser tratados com radioterapia.[(37)]

Robert E. Marx, DDS, em 2007, avaliou o risco e a evolução temporal da osteonecrose dos maxilares induzida por bisfosfonatos orais. Dados detalhados de 30 casos consecutivos foram comparados com 116 casos devidos a amino bisfosfonatos intravenosos. Os resultados registaram, em parte, uma maior incidência relacionada com o alendronato (Fosamax; Merck, Whitehouse Station, NJ), uma predileção de 94,7% pela mandíbula posterior e uma ocorrência espontânea de 50%, sendo os restantes 50% resultantes de um procedimento cirúrgico oral, na sua maioria remoções dentárias. Pouco mais de 53% dos doentes estavam a tomar o seu bisfosfonato oral para a osteopenia, 33,3% para osteoporose documentada e 13,4% para osteoporose induzida por esteróides relacionada com 4 ou mais anos de terapia com prednisona para uma doença autoimune. Observou-se que os resultados do teste do telopeptídeo C-terminal (CTX) sérico em jejum matinal se correlacionavam com a duração da utilização de bisfosfonatos orais e podiam indicar uma recuperação da remodelação óssea com valores aumentados se o bisfosfonato oral fosse descontinuado. Foi observada uma estratificação do risco relativo, com valores de CTX inferiores a 100 pg. /mL representam um risco elevado, valores de CTX entre 100 pg. /mL e 150 pg. /mL representam risco moderado,

e valores de CTX acima de 150 pg./mL representam risco mínimo. Os valores de CTX registaram um aumento entre 25,9 pg.
/mL para 26,4 pg. /mL por cada mês de interrupção do tratamento, o que indica uma recuperação da remodelação óssea e uma orientação quanto ao momento em que os procedimentos cirúrgicos orais podem ser efectuados com o menor risco. Para além disso, observou-se que as interrupções do tratamento associadas a valores de CTX acima do limiar de 150 pg. /mL foram correlacionados com a cicatrização óssea espontânea ou com uma resposta de cicatrização completa após um procedimento de desbridamento no consultório. A osteonecrose induzida por bisfosfonatos orais é uma entidade rara, mas real, que é menos frequente, menos grave, mais previsível e mais reactiva ao tratamento do que a osteonecrose induzida por bisfosfonatos intravenosos. Em conclusão, o marcador de supressão óssea do telopeptídeo C-terminal sérico em jejum matinal é uma ferramenta útil para o clínico avaliar os riscos e orientar as decisões de tratamento.(38)

Im Geon Jin, em 2015, realizou um estudo para descobrir o efeito das células estaminais derivadas da medula óssea e da proteína morfogenética óssea-2 no tratamento da osteorradionecrose num modelo de rato. Investigação sobre o efeito das células estaminais mesenquimais de rato (rMSCs) e da proteína morfogenética óssea-2 (BMP-2) na cicatrização óssea da osteorradionecrose na mandíbula de um rato. Uma semana após a irradiação (30 Gy) na mandíbula direita, todos os dentes molares foram extraídos. No Grupo 1 (n ¼ 25), foram aplicadas rMSCs e/ou BMP-2 transportadas com hidrogel imediatamente após a cirurgia. No Grupo 2 (n ¼ 25), a aplicação foi efectuada 4 semanas após a cirurgia, após a ocorrência de osteoradionecrose. Não foi aplicado qualquer hidrogel (n ¼ 5), apenas hidrogel (n ¼ 5), hidrogel com 2 10 4 rMSCs (n ¼ 5), hidrogel com 10 mg de BMP-2 (n ¼ 5), ou hidrogel com 10 mg de BMP-2 e 2 10 4 rMSCs (n ¼ 5). Foram recolhidos dados de microCT da cicatrização óssea às 4 semanas após a aplicação. No Grupo 1, a BMP-2 foi eficaz no aumento do volume ósseo (BV) e da densidade mineral óssea (BMD), ao passo que as rMSCs não o foram. No Grupo 2, a aplicação combinada de rMSCs e BMP-2 aumentou significativamente a DMO e o VB em comparação com os valores dos grupos sem hidrogel e com hidrogel isolado. Assim, a cicatrização óssea após trauma pós-irradiação em ratos foi melhorada imediatamente após o trauma dentoalveolar pela aplicação de BMP2, enquanto a aplicação combinada de rMSCs e BMP-2 foi mais eficaz após a ocorrência de osteorradionecrose.(29)

Lee M, Chin RY et al em 2015 fizeram uma Revisão Sistemática A osteorradionecrose da mandíbula é uma complicação devastadora da radioterapia em pacientes com cancro da cabeça e do pescoço. Muitos casos apresentam-se numa fase tardia, de meses a anos após a conclusão da radioterapia. Quando o tratamento médico falha, a cirurgia pode ser necessária com uma variedade de retalhos livres disponíveis para técnicas de reconstrução microvascular. Foi efectuada uma revisão sistemática da literatura que investigou os resultados da reconstrução da mandíbula com retalhos livres na osteoradionecrose mandibular e determinou as taxas de insucesso dos diferentes tecidos dos retalhos. As medidas de resultados primários foram as falhas e complicações do retalho, sendo a área doadora a medida de resultados secundários. A análise dos resultados combinados foi efectuada para diferentes retalhos. Foram identificados 333 artigos e 15 artigos preencheram os critérios de inclusão finais, detalhando 368 transferências primárias de retalhos de tecido livre. Registou-se uma taxa de insucesso do retalho de 9,8%. Registaram-se 146 complicações pós-operatórias (39,7%), sendo as mais comuns a formação de fístulas (8,4%), a exposição da placa de hardware (7,1%) e as infecções da ferida do retalho (6,5%). Ele utilizou a fíbula como o retalho livre mais eficaz para a reconstrução da osteoradionecrose mandibular. As evidências até à data são muito limitadas para determinar o tecido dador ideal para o retalho e para avaliar os preditores de resultados do retalho livre no paciente e no tratamento, a fim de adaptar a melhor abordagem cirúrgica baseada no paciente para a osteoradionecrose mandibular.[39]

Pia Lopez-Jornet, et al em 2016 propôs que nenhuma estratégia ideal foi estabelecida para tratar ou prevenir a osteonecrose da mandíbula relacionada com medicamentos (MRONJ). O objetivo foi realizar uma revisão sistemática da literatura para determinar a eficácia da aplicação de concentrado de plaquetas autólogo (APC), para prevenção ou tratamento de MRONJ, juntamente com o desbridamento cirúrgico. A pesquisa eletrónica foi realizada nas bases de dados MEDLINE (PubMed), EMBASE e Cochrane até janeiro de 2015, utilizando os seguintes termos de pesquisa: osteonecrose, bisfosfonatos, anti-reabsorção, terapia antiangiogénica, BRONJ, concentrado de plaquetas, PRP, PRF e PRGF. Dois revisores avaliaram a elegibilidade dos artigos de forma independente e extraíram os dados principais. A metodologia utilizada cumpriu os critérios PRISMA. Foram relatadas aplicações preventivas de plasma rico em plaquetas (PLP) em 697 extracções dentárias em pacientes a tomar bisfosfonatos por via intravenosa, sete pacientes desenvolveram osteonecrose (cinco mandibulares e dois maxilares). Em casos de osteonecrose estabelecida, oito estudos relataram o tratamento por cirurgia combinada com APC (sete com PRP e um com fibrina rica em leucócitos e plaquetas) em 123 pacientes (34 homens e 89 mulheres) com ONJ, que receberam 157 tratamentos, dos quais 135 obtiveram resolução completa (85,98%).A conclusão final diz que não há dados científicos para apoiar suficientemente qualquer protocolo de tratamento específico, incluindo o uso de APC juntamente com o desbridamento cirúrgico, para o manejo da ONM·[40]

Niall M.H. McLeod et al, em 2016, fizeram uma revisão sobre o número crescente de casos de osteonecrose dos maxilares relacionados com a terapêutica com bisfosfonatos. No segundo artigo sobre complicações dos maxilares relacionadas com os bisfosfonatos, foram discutidas as diferentes estratégias de tratamento para a doença, a revisão da literatura, em relação às recomendações que foram publicadas, e as evidências que as sustentam.[40]

S.Nabil, et al, em 2012, utilizaram a almofada de gordura bucal no tratamento da osteorradionecrose, o que não foi descrito anteriormente. Foi apresentada uma série de 10 casos consecutivos de osteorradionecrose tratados com uma combinação de sequestrectomia e almofada de gordura bucal. Os dados foram obtidos através da revisão dos registos cirúrgicos e médicos. A combinação de sequestrectomia e retalho adiposo bucal foi bem sucedida em 86% dos casos de osteoradionecrose de estádio II e em 0% dos casos de estádio III. A taxa de sucesso global foi de 60%. Com base no resultado desta série, o regime de tratamento pareceu ser benéfico na osteoradionecrose de estágio II[41].

Michael Pele em 2006 falou sobre Os tumores malignos da cabeça e do pescoço representam aproximadamente 4% a 5% de todos os novos casos de cancro diagnosticados nos Estados Unidos, mais de 50.000 por ano. A grande maioria destes cancros (85%) tem origem em carcinomas de células escamosas e os restantes 15% distribuem-se por tumores das glândulas salivares, linfóides e sarcomatosos. Durante o curso da doença, mais de 50% destes casos receberão, numa determinada altura, radioterapia isolada ou em combinação com cirurgia e/ou quimioterapia. Destes, cerca de metade tornar-se-ão sobreviventes a longo prazo, o que coloca este grupo de doentes em risco de desenvolver complicações decorrentes das terapêuticas acima referidas. Apesar dos muitos avanços no tratamento do cancro da cabeça e do pescoço, a melhoria da capacidade de sobrevivência dos doentes com doença em estádio avançado (estádios III e IV) continua a ser um desafio. A gestão cirúrgica teve como resultado ganhos significativos no controlo loco-regional, apesar dos avanços contínuos na reconstrução microcirúrgica que permite ressecções mais agressivas e suporta a reconstrução de grandes áreas de tecidos moles e duros, permitindo a restauração da forma e da função. Protocolos mais recentes, incluindo combinações de diferentes modalidades de radioterapia concomitantes com quimioterapia, mostraram uma eficácia promissora no controlo da doença avançada. Assim, as vantagens destes protocolos parecem óbvias, não só pelo seu potencial de cura destes casos, mas também pelo facto de serem eficazes a nível dos órgãos.[6]

Mark Zaki MD, no ano de 2016, realizou um estudo sobre uma complicação grave que pode ocorrer após a radioterapia, em particular a radioterapia dirigida à cabeça e ao pescoço. Foi relatado um número muito limitado de casos de osteoradionecrose da coluna cervical e apenas 2 envolvem radioterapia de fracionamento alterado.[14]

Em 2016, Thomas Mücke realizou um estudo para medir a recorrência da osteonecrose dos maxilares relacionada com bisfosfonatos com a ajuda de mediadores inflamatórios. A osteonecrose dos maxilares relacionada com os bisfosfonatos (BRONJ) é, na sua maioria, difícil de gerir e tem também uma elevada taxa de recorrência. O objetivo do estudo foi examinar o valor das medições pré-operatórias de mediadores inflamatórios no sangue em 212 pacientes com BRONJ. A análise de regressão logística múltipla foi utilizada para avaliar as quantidades de substâncias no sangue. O único fator que influenciou significativamente a recorrência de BRONJ foi a redução da contagem de glóbulos brancos ($p<0,0001$; hazard ratio 5,324; 95% CI 2,373 a 11,945). Os doentes cuja contagem de glóbulos brancos era inferior ao intervalo de referência apresentavam um risco acrescido de recorrência de BRONJ. Isto pode ser um marcador, pelo que devem ser consideradas medidas profilácticas ou tratamento adicional para estes doentes.[24]

FACTORES PREDISPONENTES

Uma revisão da literatura implica as seguintes variáveis para o desenvolvimento de ORN: dose total de radiação, energia de fotões, braquiterapia, tamanho do campo, fracionamento, periodontite, cirurgia óssea pré-irradiação, má higiene oral, consumo de álcool e tabaco, extracções dentárias, tamanho, localização e estádio do tumor, proximidade do tumor ao osso, ausência de terapia HBO, aumento do tempo desde a radiação, ausência de escudos de radiação e edentulismo.

FACTORES DE RADIAÇÃO

O risco de ORN torna-se mais elevado à medida que a dose de radiação aumenta. Doses totais elevadas, regimes curtos com doses elevadas por fração, grandes tamanhos de campo e a administração de radioterapia através de um único campo homolateral são factores associados a um maior risco de ORN. Gowgiel, nas suas experiências com macacos, mostrou uma relação direta entre o tempo de necrose e a dose de irradiação (utilizou 4500 a 11000 rad). A necrose iniciava-se sempre na papila interdentária do molar inferior. Com a introdução da radioterapia de alta energia na década de 1960, a incidência de ORN caiu de 10,31% para 6,28%. Meyer observou que 5% dos seus pacientes tratados com ortotensão desenvolveram ORN, enquanto que apenas 1% a 1,5% a desenvolveram com o uso de supra-tensão (cobalto 60).(42) A terapia intersticial é mais segura do que o feixe externo quando os tumores estão situados longe do osso; está associada a uma incidência extremamente elevada de ORN quando usada em tumores imediatamente adjacentes ao osso. Sabe-se que a utilização de neutrões rápidos causa taxas elevadas de ORN grave e necrose dos tecidos moles, que é quase impossível de tratar medicamente.

No estudo de Goldwaser et al,(23) os doentes que receberam uma dose de radiação superior a 66 Gy aumentaram o risco de desenvolver ORN em quase 11 vezes. No entanto, devido ao facto de alguns doentes com ORN terem recebido doses significativamente inferiores a 66 Gy e a maioria dos doentes sem ORN ter recebido doses de 66 Gy ou superiores, parece claro que a dose por si só não é um risco absoluto.

Pensa-se que a incidência de ORN é menos comum após radioterapia hiperfraccionada a 72-80 Gy, ou radioterapia fraccionada moderadamente acelerada juntamente com um boost de 64-72 Gy. Relatórios recentes sugerem que, quando a quimioterapia é adicionada à radioterapia, a incidência de ORN pode aumentar, ao passo que a utilização de radioterapia com intensidade modulada pode reduzi-la.

Kluth et al. não conseguiram estabelecer uma correlação entre a dose de radiação e a incidência de ORN. Compararam um grupo de controlo com um grupo de ORN, observando uma dose total mais elevada no grupo de controlo. Cinquenta por cento dos doentes com ORN receberam efetivamente uma dose total de 60 Gy ou inferior. Os casos de ORN desenvolvem-se geralmente em doentes irradiados com doses superiores a 6400 cGy.(36) A utilização do

CHART (Continuous hyper fractionated accelerated radiotherapy) é relativamente recente no campo da radioterapia, sendo aplicado como um ensaio multicêntrico prospetivo e aleatório desde 1990.

Com uma dose baixa por fração deste regime, tem-se verificado uma incidência significativamente reduzida de alterações pós-radiação nos tecidos normais.

Muitas outras precauções relacionadas com a própria radioterapia podem ser utilizadas para minimizar o risco de ORN, incluindo campos múltiplos, dose total de radiação reduzida, fracções de menor dimensão, dispositivos para mover a mandíbula ou a maxila para fora do campo de radiação e escudos de radiação.

Os pacientes que recebem altas doses de radioterapia devem ser submetidos a extrações dentárias de todos os dentes não restauráveis antes da radioterapia. A análise do campo de radiação evita procedimentos desnecessários, uma vez que as extracções realizadas fora da área de radiação não constituem um fator de risco para o desenvolvimento de ORN. Não são aconselhadas extracções de dentes irredutíveis, mas assintomáticos, nas consultas pré-radiação ou no período pós-radiação em doentes com doenças avançadas ou em fase terminal·[3]

Reuther et al verificaram que o intervalo de tempo até à ocorrência de osteonecrose foi significativamente mais longo nos doentes submetidos a radioterapia após a cirurgia do que nos doentes submetidos a radioterapia antes da cirurgia (P=0,002). Este facto pode dever-se a uma perturbação da cicatrização de feridas induzida pela radiação em doentes irradiados pré-cirurgicamente.[4]

Sader et al. demonstram uma correlação positiva entre a incidência da osteonecrose e a intensidade terapêutica. Observam que a complicação é mais frequente em doentes tratados com radio/quimioterapia combinada antes da cirurgia. No estudo de Reuther et al., o intervalo de tempo até à ocorrência da complicação foi significativamente mais curto nos doentes tratados com terapia combinada do que nos tratados apenas com radioterapia. É provável que a quimioterapia enfraqueça a resposta imunitária local ao danificar o sistema imunitário celular.[43]

B) TRAUMA

Há muitos anos que o traumatismo é reconhecido como um fator de predisposição para a ORN. Era considerado como parte da fisiopatologia da ORN, tal como na teoria da radiação, trauma e infeção. Atualmente, não se considera que tenha um papel crucial na sua fisiopatologia, uma vez que a ORN pode ocorrer espontaneamente.[44]

No entanto, é, sem dúvida, um dos factores de risco mais importantes para o desenvolvimento de ORN. Os traumatismos podem atingir os tecidos adjacentes à mandíbula de várias formas, como traumatismos locais, devido a próteses ou outros, e cirúrgicos, devido a extracções dentárias e grandes cirurgias relacionadas com o tratamento da própria neoplasia.

Extração de dentes

Dentes irreparáveis devido a cáries, doença periodontal ou lesões radiculares podem causar infeção do osso e progressão para ORN devido à baixa patência vascular e à incapacidade dos mecanismos de reparação nos tecidos irradiados. Os pacientes irradiados apresentam alterações nas glândulas salivares e na estrutura dentária, o que predispõe à perda progressiva de inserção periodontal, cáries desenfreadas e infecções fúngicas e bacterianas. Esses pacientes também podem apresentar fibrose, resultando em trismo e, consequentemente, dificuldades no cuidado bucal adequado.[19]

Vários autores consideram a remoção de dentes doentes, especialmente no período pós-irradiação, como um dos principais factores de risco para o desenvolvimento de ORN, mas poucos estudos demonstraram um aumento do risco de desenvolvimento de ORN quando as exodontias foram executadas antes do tratamento com radiação e outros mostram resultados semelhantes quando as extracções dentárias foram comparadas antes e depois da radioterapia.

Cirurgia de ressecção

Qualquer cirurgia que tenha sido, ou venha a ser, realizada num campo de radiação aumenta o risco de desenvolver ORN. Tais factores predisponentes relacionados com a ressecção inicial incluem:[45]

1) Perda de irrigação sanguínea periosteal, como a observada após uma ressecção marginal

2) Cobertura tecidular inadequada de um defeito após a extirpação de uma lesão primária ou recorrente

3) Fixação incorrecta de uma osteotomia de acesso resultando numa não união. Celik et al. verificaram, numa análise retrospetiva, que os doentes submetidos a osteotomia mandibular para acesso (mandibulotomia) e mandibulectomia marginal desenvolveram ORN mais cedo do que os doentes submetidos a mandibulectomia segmentar. Isto está muito provavelmente relacionado com o facto de os seus doentes submetidos a mandibulectomia segmentar terem sido submetidos a reconstrução imediata com transferência de tecido livre, melhorando assim a vascularização do local da cirurgia. Os resultados do estudo de Reuther et al demonstraram que quanto mais radical era a ressecção da mandíbula durante a terapia cirúrgica do tumor, mais cedo ocorria a ORN.[46]

Trauma local

As próteses podem causar irritação e ulceração da mucosa, levando à ORN. Após a extração do dente, devem decorrer pelo menos 9 meses para a remodelação óssea antes de serem colocadas novas próteses. Jansma et al recomendam que, durante a radioterapia, o doente só deve usar próteses para as refeições[22]

(C) DENTES CARIADOS E PERIODONTALMENTE COMPROMETIDOS

Existe uma associação entre dentes cariados e periodontalmente comprometidos e ORN. A radioterapia afecta diretamente as estruturas de suporte dos dentes, a gengiva, o ligamento periodontal e o osso. As fibras do ligamento periodontal, que ancoram o dente ao osso alveolar adjacente, tornam-se hialinizadas e irregulares, perdendo a sua organização espacial. A estes efeitos junta-se o aumento da placa bacteriana, toxinas provenientes dos microrganismos nela contidos, o que leva ao desenvolvimento da doença periodontal crónica com destruição contínua das estruturas de suporte do osso e dos dentes. Galler et al relataram três casos de ORN que se desenvolveram a partir da atividade da doença periodontal, mas a incidência pode ser muito maior.

Murray et al mostraram uma associação positiva entre a doença dentária presente antes da radioterapia e a subsequente necrose da mandíbula (p=0,09), levando a uma recomendação de que a doença significativa seja erradicada antes da irradiação dos tecidos orais. Se o paciente prestar atenção à eliminação da placa bacteriana com uma técnica correta de escovagem dos dentes, esta doença crónica não só causará a perda de dentes, como também provocará alguns dos casos de ORN "espontânea"(8).

Osteoradionecrose espontânea

Embora a ORN seja tradicionalmente associada ao trauma, tem sido observada a sua ocorrência espontânea. Nas décadas de 1970 e 1980, o papel do trauma como fator iniciador da ORN começou a ser questionado, uma vez que muitos doentes desenvolveram ORN sem qualquer evidência de trauma prévio em vários estudos.(47)

D) TAMANHO E LOCALIZAÇÃO DO TUMOR

As diferenças no fornecimento de sangue e na estrutura anatómica entre a mandíbula e a maxila podem explicar a predileção pela mandíbula. Quando localizada no maxilar superior, a ORN é menos progressiva e os defeitos são menos graves. Na mandíbula, o córtex vestibular nas regiões de pré-molares, molares e retro-molares tem sido descrito como o local mais vulnerável à doença vascular induzida por radiação, devido à sua natureza compacta e densa. Este facto pode estar relacionado com a diminuição da vascularização neste local e também com o maior conteúdo mineral do osso, o que leva a uma maior dose de radiação absorvida. Alguns estudos verificaram que a área molar da mandíbula foi a mais frequentemente afetada, enquanto que a sínfise, foi o local de ORN em 41 pacientes (73%). A presença de dentes e condições patológicas associadas não explicam a diferença entre a maxila e a mandíbula e entre as áreas da mandíbula. Alguns estudos verificaram que tumores de maiores dimensões estavam associados a uma maior incidência de ORN, sendo a localização do tumor mais relevante do que o seu tamanho. Se um tumor é adjacente ao osso, como no alvéolo ou no assoalho da boca, há um aumento da incidência de ORN.(48)

E) TEMPO DE DESENVOLVIMENTO DA OSTEORADIONECROSE

O intervalo de tempo entre a radioterapia e o aparecimento da ORN pode ser muito variável, mas a maioria dos casos ocorre entre 4 meses e 3 anos. Epstein et al. mostraram que o tempo de desenvolvimento da ORN teve uma média de 4,5 meses nos casos associados a traumas dentários/cirúrgicos, e nos casos de desenvolvimento espontâneo, 50% desenvolveram-na em 6 meses, mas pode chegar a 13 anos. Berger e Symington relataram dois casos muito tardios, um após 45 anos de terapia com implantes de rádio e outro após 38 anos de terapia com feixe externo.

A maioria dos casos inicia-se nos primeiros anos e inclui quase todos os casos de desenvolvimento espontâneo; no entanto, a ORN induzida por trauma pode evoluir um número infinito de anos após a radiação. A ocorrência de ORN não é dependente do tempo, podendo surgir mesmo anos após a radioterapia[(28)].

F) ÁLCOOL E TABACO

O abuso do álcool e do tabaco é claramente identificado como um fator de risco para a ORN por vários estudos. O seu modo de ação está por explicar. A falta de higiene oral é um fator contribuinte. A vasoconstrição que ocorre devido ao tabaco pode aumentar a ocorrência de hipovascularização mandibular após a radioterapia [(17)].

G) CORRELAÇÃO COM TUMORES MAIS AVANÇADOS E COM INVASÃO TUMORAL DO OSSO ADJACENTE:

A ORN tem sido correlacionada com tumores mais avançados e com a invasão tumoral do osso adjacente. O estudo de Curi e Dib não mostrou diferença na incidência de ORN quando o tamanho do tumor aumentou de Tl para T3. Quando o tumor invadiu o osso adjacente, o número de casos de ORN aumentou abruptamente. Todos os casos do estádio T4 desenvolveram ORN em duas condições de tratamento oncológico: doentes com tumores irressecáveis cirurgicamente submetidos a radioterapia que resultou em ORN devido a necrose tumoral, e doentes submetidos a tratamento cirúrgico seguido de radioterapia com tempo insuficiente para cicatrização da ferida. Não foram observadas diferenças quando o pescoço era N1, N2 ou N3, mas houve uma incidência significativamente maior de ORN quando o pescoço era N0. No seguimento a longo prazo do cancro da cabeça e pescoço, os doentes sem metástases cervicais têm um melhor prognóstico do que os doentes com envolvimento cervical e, por conseguinte, correm um maior risco de desenvolver ORN.[(49)]

H) ÍNDICE DE MASSA CORPORAL

No estudo de **Goldwaser et al,** o índice de massa corporal (IMC) dos doentes que desenvolveram ORN era em média de 23,02, enquanto o IMC dos que não desenvolveram era em média de 25,13. Numa análise multivariada, por cada aumento de um ponto no IMC, o risco de ORN diminuiu 27%. Esta associação entre o aumento do IMC e a diminuição da incidência de ORN é importante porque os efeitos da cirurgia, da radiação e da quimioterapia comprometem frequentemente o estado nutricional destes doentes. No estudo de Goldwaser et al, em comparação com pacientes com baixo peso, o risco de ORN diminuiu em 50% naqueles com IMC normal, em 43% nos indivíduos com sobrepeso e em 37% nos pacientes obesos. No entanto, a diminuição da taxa de ORN só foi estatisticamente significativa no grupo com excesso de peso (P = 0,03). Os doentes com ligeiro excesso de peso podem ter tido uma doença menos grave, por exemplo, tumores mais pequenos e uma menor incidência de doença metastática, pelo que mantiveram o apetite e a capacidade de comer durante o tratamento. Embora os doentes obesos também apresentem apetite sustentado e nutrição adequada, as comorbilidades adicionais associadas à obesidade podem aumentar o risco de ORN em comparação com os doentes com ligeiro excesso de peso. Este estudo sugere que um IMC mais elevado, em qualquer nível, protege contra a ORN, mas não de forma significativa na faixa dos obesos[40]

I) UTILIZAÇÃO DE ANTI-INFLAMATÓRIOS E ANTICOAGULANTES

No estudo de Goldwaser et al, foi demonstrado que 54% dos doentes sem ORN, em comparação com 28% dos doentes com ORN, tomaram esteróides antes ou depois da radioterapia. A análise multivariada da utilização de esteróides antes ou depois da radioterapia reduziu o risco de ORN em 96%. Estes resultados apoiam a teoria da fibrose induzida por radiação, que ocorre em 3 fases:[23]

1) A lesão das células endoteliais por radiação induz a libertação de citocinas, causando um aumento da permeabilidade vascular e a exposição do subendotélio aos produtos sanguíneos, inflamação e trombose microvascular.

2) A ativação dos fibroblastos, através da interação com espécies reactivas de oxigénio criadas pela radiação, conduz à fibrose e à atrofia.

3) Necrose.

O efeito protetor dos esteróides não é surpreendente com base nesta hipótese. Os seus efeitos anti-inflamatórios podem inibir a fase inflamatória inicial da ORN, prevenindo assim a progressão para trombose, atrofia e necrose. A constatação de que o uso de anticoagulantes reduziu significativamente o risco de ORN na análise univariada também dá credibilidade à hipótese de fibrose induzida por radiação. A prevenção da trombose pode ser importante para preservar o fornecimento de sangue microvascular aos tecidos irradiados. É de notar que incluímos a aspirina na categoria de anticoagulante, pelo que o benefício pode resultar principalmente dos efeitos anticoagulantes, dos efeitos anti-inflamatórios ou de ambos. O uso de aspirina em pacientes irradiados merece ser mais explorado devido à sua ampla disponibilidade, acessibilidade e baixo perfil de efeitos colaterais em comparação com os esteróides.[18]

SISTEMA DE CLASSIFICAÇÃO -ORN STAGING SYSTEM

O estadiamento da doença permite a comparação de estudos de resultados; também ajuda a orientar as estratégias de tratamento e a estimar o prognóstico. Os eventos adversos agudos e tardios da radioterapia são classificados, utilizando diferentes escalas. No caso da osteoradionecrose, a falta de um sistema de estadiamento uniforme dificulta a comparação da eficácia de uma intervenção entre ensaios. Os sistemas actuais utilizam uma variedade de critérios que podem incluir achados radiográficos, resposta ao tratamento, progressão da doença e a extensão da necrose. Existe também um critério de pontuação do Radiation Therapy Oncology Group (RTOG) para a morbilidade óssea e um sistema abrangente, a pontuação subjectiva, objetiva, de gestão e analítica da Late Effects Normal Tissue Task Force (LENT/SOMA), desenvolvida pela Organização Europeia para a Investigação e Tratamento do Cancro (EORTC) e pelo RTOG, que utiliza critérios subjectivos e objectivos em conjunto com achados radiográficos e intervenções terapêuticas como parte do sistema de pontuação [(41)]

Muitos autores tentaram classificar a ORN, baseando-se na história e na progressão clínica da doença, ou na sua resposta ao tratamento.

Daly et al. classificaram a necrose óssea por estádios, mas não mencionaram a forma como classificaram os estádios. Coffin, em 1983, examinou 2.853 casos de pacientes submetidos a radioterapia por neoplasias malignas de cabeça e pescoço. Ele sugeriu que a ORN se desenvolve em duas formas:[(22)]

(a) Menor. (b) Maior.

A forma menor foi considerada como uma série de pequenas sequestras que se separam espontaneamente após períodos variáveis de semanas ou meses. A forma major foi definida quando a necrose ocorre a ponto de envolver toda a espessura da mandíbula, sendo inevitável uma fratura patológica. Esta forma pode obviamente ser vista radiologicamente e é extremamente rara na maxila.

Morton e Simpson, em 1986, subdividiram a ORN em:

(a) Menor

(b) Moderado

(c) Major.

- A ORN menor consistia numa ulceração com osso exposto e uma história de espículas ósseas que cicatrizaram espontaneamente durante um período de meses.
- Os casos moderados consistiam em osso exposto e pequenos sequestros de natureza limitada e cura espontânea com tratamento conservador no prazo de 6 a 12 meses.[(2)]

• As ORN maiores consistiam em grandes áreas de osso exposto, com formação de grandes sequestros, possível fratura e formação de sinusite. Estes casos evoluíram frequentemente de forma rápida, com uma duração superior a um ano e exigindo muitas vezes um tratamento radical.

Clayman utilizou uma classificação da ORN relacionada com o facto de a mucosa sobrejacente estar intacta ou não:

• Tipo I para os casos em que a lise óssea ocorre sob gengiva ou mucosa intactas

• Tipo II, um tipo mais agressivo, chamado _osteomielite por radiação', quando os tecidos moles se rompem, expondo o osso à saliva, ocorrendo contaminação secundária.

Sugere que os casos do tipo I se curam com uma terapia conservadora e os do tipo II não [50].

Sistema de Classificação de Glanzmann e Gratz[51] EVENTO DE GRAU:
1 Exposição óssea sem sinais de infeção e persistente durante pelo menos 3 meses

2 Exposição óssea com sinais de infeção ou sequestro e sem os sinais dos graus 3-5
3 Necrose óssea tratada com ressecção mandibular com um resultado satisfatório

4 Necrose óssea com problemas persistentes apesar da ressecção mandibular

5 Morte resultante de osteoradionecrose

Sistema de classificação de Schwartz e Kagan[51] EVENTO DE FASE:
• Envolvimento superficial apenas com o osso necrótico confinado ao osso cortical exposto. A ulceração dos tecidos moles é mínima
• Envolvimento localizado com apenas uma porção do osso cortical e medular necrótico.
• Envolvimento difuso e de espessura total da mandíbula, incluindo o bordo inferior.

Pode ocorrer uma fratura patológica.

Divisão A: A ulceração dos tecidos moles é mínima.

Divisão B: Necrose dos tecidos moles, incluindo a orocutaneousfistulation

Notani et al. Sistema de classificação:[51] EVENTO DE GRAU:
• ORN confinada ao osso alveolar.

• ORN limitada ao osso alveolar e/ou à mandíbula acima do nível do canal alveolar mandibular.
• ORN que se estendia até ao nível do canal alveolar mandibular e ORN com uma fístula cutânea ou uma fratura patológica.

Sistema de classificação de Store e Boysen:[51] EVENTO DE FASE:
0. Apenas defeitos da mucosa.

1. Evidência radiológica de osso necrótico com mucosa intacta

2. Achados radiológicos positivos com osso desnudado intra-oralmente.

3. Osso clinicamente exposto, verificado por técnicas de imagiologia, juntamente com fístula cutânea e infeção

Epstein et al. Sistema de classificação:[(51)] **EVENTO DE FASE:**

• Resolvido, curado

✓ Sem fratura patológica

✓ Fratura patológica

• Crónica, persistente, não progressiva

✓ Sem fratura patológica

✓ Fratura patológica

• Ativo, progressivo

✓ Sem fratura patológica

✓ Fratura patológica

Esquema de pontuação da morbilidade tardia da radiação RTOG/EORTC:[(51), (41)]

PONTUAÇÃO DA MORBILIDADE ÓSSEA:

0 Nenhum

1 Assintomático, sem atraso de crescimento, densidade óssea reduzida

2 Dor ou sensibilidade moderada, atraso de crescimento, esclerose óssea irregular

3 Dor ou sensibilidade severas, paragem completa do crescimento ósseo, esclerose óssea densa

4 Necrose, fratura espontânea

Protocolo de Osteoradionecrose de Marx:[(18),(10)]

Evento de palco:

I. Os doentes recebem 30 sessões de HBO a 2,4 ATA durante 90 minutos. Os doentes que respondem apenas ao tratamento com HBO são classificados como respondedores de fase I e são submetidos a 10 sessões adicionais e autorizados a continuar o processo de cura

II. Pacientes que não melhoraram após as 30 sessões iniciais de HBO e necessitam de desbridamento transoral com fecho primário da ferida. Os pacientes recebem 10 sessões adicionais de HBO.

III. Pacientes que não respondem aos estágios I ou II ou que apresentam fratura patológica, fístula cutânea ou osteólise envolvendo a borda inferior da mandíbula. Os doentes são submetidos a ressecção segmentar, estabilização dos segmentos e 10 sessões de HBO pós-cirúrgicas seguidas de reconstrução tardia.

Existe a necessidade de uma classificação mais objetiva/quantitativa da ORN, o que pode ser obtido através da utilização de instrumentos de investigação mais adequados. De acordo com Hutchinson, este instrumento de investigação deve ser capaz de oferecer o seguinte:

1. Registar quantitativa e qualitativamente a gravidade e a extensão.
2. Acompanhar a evolução do tratamento
3. Prever os doentes em risco
4. Prever factores de risco de forma mais confidencial
5. Permitir a comparação de regimes de tratamento
6. Prever o nível de lesão óssea acima do qual a cirurgia é essencial

Fase 0

B0S0: Sem sinais evidentes ou apenas imagens osteolíticas na radiografia; no entanto, o doente sofre de sintomas típicos relacionados com a ORNM (exposição óssea ou dor).

Fase I (Fig. No. 2)

B1S0: O diâmetro máximo da lesão na radiografia é <2 cm e não há defeito na mucosa ou na pele.

B1S1: O diâmetro máximo da lesão na radiografia é <2 cm e existe apenas um defeito na mucosa intra-oral ou uma fístula cutânea externa.

B1S2: O diâmetro máximo da lesão na radiografia é <2 cm e existe um defeito de passagem.

Fase II (Fig. n.o 3), **(**Fig. n.o 4)

B2S0: O diâmetro máximo da lesão na radiografia é >2 cm e não existe defeito na mucosa ou na pele.

B2S1: O diâmetro máximo da lesão na radiografia é >2 cm e existe um defeito da mucosa intra-oral ou uma fístula cutânea externa isolada.

B2S2: O diâmetro máximo da lesão na radiografia é superior a 2 cm e existe um defeito de passagem.

Fase III (Fig. n.º 5), (Fig. n.º 6)

B3S0: Uma fratura patológica é identificada na radiografia e não há defeito na mucosa ou na pele.

B3S1: Uma fratura patológica é identificada na radiografia e existe apenas um defeito da mucosa intra-oral ou uma fístula cutânea externa.

B3S2: Uma fratura patológica é identificada na radiografia e existe um defeito de passagem.

O estadiamento pré-operatório e o último estadiamento pós-operatório da ONJ (AAOMS) foram comparados. Nos doentes em que a placa de titânio da reconstrução teve de ser removida, o doente foi classificado no pós-operatório como estádio III da JON. Os resultados foram categorizados nos quatro grupos seguintes (modificado de Wutzl et al., 2008 e Carlson e Basile, 2009):

1. Ausência de lesão da JNO (fase pós-operatória 0): mucosa intacta, sem sinais de inflamação após tratamento(s) cirúrgico(s) único(s) ou múltiplo(s).
2. Lesão reduzida da JNO (estádio pós-operatório I; mas estadiamento inferior ¼ estádio pós-operatório estádio pré-operatório): osso ou placa de reconstrução parcialmente expostos (área exposta significativamente reduzida) sem sinais de inflamação.
3. Lesão ONJ inalterada (estádio pós-operatório ¼ estádio pré-operatório): sem melhoria significativa dos achados locais no seguimento.
4. Aumento da lesão da JNO (estádio pós-operatório > estádio pré-operatório): progressão da doença apesar da intervenção cirúrgica

Estadiamento da osteonecrose dos maxilares relacionada com medicamentos (MRONJ). Estadiamento estabelecido da MRONJ de acordo com a Academia Americana de Cirurgiões Orais e Maxilofaciais (AAOMS). (Fig. n.º 7)

FISIOPATOLOGIA

Os ossos são resistentes a doses elevadas de radiação, desde que os tecidos moles sobrejacentes permaneçam intactos. A compreensão da fisiopatologia da ORN tem sido um assunto controverso desde a sua primeira aparição no início da década de 1920. Foram formuladas muitas teorias sobre a forma como ocorre. Em 1938, Watson e Scarborough descreveram três factores importantes no desenvolvimento da ORN:

- Exposição a radioterapia acima de uma dose crítica,
- Lesão local, e
- O desenvolvimento de uma infeção.

Em 1960, Gowgiel utilizou o macaco Macacus rhesus como modelo animal para estudar a patogénese da doença, a dose total de radiação necessária para o desenvolvimento de ORN e a diferença na incidência da doença entre a maxila e a mandíbula. Observou que o desenvolvimento da ORN resultava de danos diretos nos osteócitos. As alterações vasculares desempenharam apenas um papel na progressão da doença. As alterações vasculares foram observadas predominantemente no campo de radiação e consistiam no espessamento das paredes arteriolares, tal como se observa na arteriosclerose. As alterações eram evidentes na íntima e na média logo nas primeiras semanas após a conclusão da radioterapia, e a oclusão completa era observada no prazo de 5 a 7 semanas após a terapia. Gowgiel também colocou a hipótese de que a diferença na incidência de ORN entre a maxila e a mandíbula se centrava no fornecimento vascular, com a maxila a ter um plexo vascular rico em comparação com o único vaso alveolar inferior da mandíbula(51).

Meyers descreveu a tríade de radiação, trauma e infeção para a patogénese da ORN. A lesão tecidual permitiu a entrada de comensais orais num leito comprometido na região irradiada, o que, por sua vez, levou ao desenvolvimento de uma infeção após a necrose. Marx, em 1983, examinou vários espécimes ósseos para determinar a patogénese da ORN e afirmou que as bactérias eram apenas espécimes superficiais na ORN. Assim, as bactérias não eram o agente causador, mas sim contaminantes. Marx caracterizou então a ORN como uma complicação da cicatrização de feridas e não como um processo infecioso. No tecido irradiado, três alterações desempenham um papel importante: o ambiente hipovascular, hipóxico e hipocelular impede uma resposta de cicatrização normal ao trauma, desenvolvendo-se então uma ferida crónica que não cicatriza. Esta teoria da fisiopatologia da ORN foi aceite durante décadas. Também permitiu a utilização da oxigenoterapia hiperbárica na prevenção e tratamento da ORN devido ao seu mecanismo de ação e ao seu efeito nos tecidos duros e moles irradiados. A teoria de Meyer tornou-se a base para a utilização de antibióticos com cirurgia para tratar a ORN. Em 1983, Marx desafiou a teoria de Meyer,(13) com base na sua observação, estudou 26 casos consecutivos de ORN, dos quais 12 espécimes de ressecção em bloco foram cultivados e corados para microrganismos (aeróbios, anaeróbios e fungos). Cultivou e corou amostras de osteomielite da mandíbula, maxila e ossos longos, bem como enxertos infectados dos maxilares e ossos longos. Os microrganismos identificados na superfície variaram muito, sugerindo contaminantes saprófitas (estreptococos, espécies de Candida e organismos Gram negativos). Em contraste, a osteomielite e os enxertos ósseos infectados em ossos longos consistiam principalmente num único agente patogénico, normalmente uma espécie estafilocócica. A osteomielite e os enxertos ósseos infectados dos maxilares apresentaram um grupo mais variado de organismos, incluindo Bacteroides e Staphylococcus aureus, que não foram encontrados na superfície do osso ORN. A ORN não apresentava sinais clínicos de infeção, nem evoluiu para sépsis da mesma forma que a osteomielite. Conclui que os microrganismos desempenham um papel menor na fisiopatologia da ORN dos maxilares, assim como o trauma. (Fluxograma 1)

Descobriu que, na fase pré-fibrótica inicial, a lesão das células endoteliais induzida pela radiação ocorre juntamente com a resposta inflamatória aguda. A lesão das células endoteliais ocorre devido aos danos diretos provocados pela radiação e aos danos indirectos provocados pela produção de radicais livres gerada pela radiação. A lesão das células endoteliais liberta citocinas que desencadeiam uma resposta inflamatória aguda e resultam numa maior libertação de espécies reactivas de oxigénio (ROS). Os achados histológicos observados por Marx mostraram morte endotelial, hialinização e trombose de vasos com um periósteo fibrótico. Os osteoblastos e osteócitos ósseos são deficientes, com fibrose dos espaços medulares. A mucosa e a pele também se tornaram fibróticas, com diminuição da celularidade e da vascularização do tecido conjuntivo. O resultado global foi um tecido composto, que é hipovascular e hipocelular, e que se provou ser hipóxico em comparação com o tecido não irradiado por medição direta.

A sequência sugerida por este estudo de Marx é a seguinte:

a) Radiação

b) Formação de tecido hipóxico-hipo celular-hipo vascular

c) A degradação dos tecidos (a morte celular e a lise do colagénio excedem a síntese e a replicação celular) e predispõem a uma

d) Ferida crónica não cicatrizante (uma ferida em que as necessidades metabólicas excedem a oferta). Estas explicações constituíram a pedra angular da utilização do oxigénio hiperbárico (HBO) no tratamento da ORN.

TEORIA DE LYONS:

Fase organizada contínua - as ROSǁ libertam citocinas como o fator de necrose tumoral a (TNF-a), o fator de crescimento derivado de plaquetas, o fator de crescimento de fibroblastos b, as interleucinas (IL)-1, IL-4 e IL-6 e o fator de crescimento transformador b1, resultando numa atividade fibroblástica anormal que provoca a desorganização da matriz extracelular. Durante a fase de cicatrização fibro-atrófica tardia, ocorre uma tentativa de remodelação dos tecidos com a formação de tecidos cicatrizados frágeis que são vulneráveis à reativação da inflamação em caso de lesão local. O resultado final é um osso hipocelular e uma formação reduzida de matriz óssea compensada por fibrose. (Fluxograma 2) Em 2004, Assael levantou a hipótese de que a ORN ocorre pelo mesmo mecanismo que outros tipos de osteonecrose (por exemplo, osteonecrose relacionada com bisfosfonatos) e resulta da diminuição da reabsorção óssea osteoclástica.(38) O aumento da deposição óssea subperiosteal em espécimes de ORN e o espessamento da mandíbula em zonas irradiadas suportam esta teoria. Sem osteoclastos para reabsorver o osso irradiado não viável, a cicatrização é prejudicada. No entanto, existem provas contraditórias que sugerem que os bifosfonatos podem promover a cicatrização em doentes com ORN. Num estudo de 2005, utilizando hibridização de ADN, os investigadores demonstraram que as bactérias podem, de facto, desempenhar um papel na patogénese da ORN, apoiando a hipótese original de Meyer.(35) A teoria atual propõe que a ORN ocorre através de um mecanismo fibro-atrófico induzido pela radiação, incluindo a formação de radicais livres, disfunção endotelial, inflamação, trombose microvascular, fibrose e remodelação e, finalmente, necrose óssea e tecidular. (52) Histopatologicamente, a fibrose induzida pela radiação divide-se em três fases. A fase pré-fibrótica - frequentemente assintomática, são evidentes os sinais de inflamação crónica.

- A fase de fibrose organizada - áreas de fibrose ativa com uma elevada concentração de miofibroblastos dentro de uma matriz mal organizada. Estas áreas encontram-se adjacentes a regiões de fibroblastos envelhecidos numa matriz esclerótica densa, fibrótica e pouco celular.

- Ocorre a fase fibroatrófica tardia - fibrose retrátil e perda gradual de células parenquimatosas. A capacidade de reparação do tecido irradiado é comprometida pelas alterações celulares e pode levar ao desenvolvimento de necrose.[(4)]

A teoria da fibrose induzida pela radiação sugere que a progressão da ORN é a ativação e desregulação da atividade fibroblástica que conduz a um tecido atrófico numa área previamente irradiada. Após a radioterapia, as células endoteliais são lesadas, tanto por danos diretos causados pela radiação como por danos indirectos causados pelo oxigénio reativo ou radicais livres gerados pela radiação. As células endoteliais lesadas produzem citocinas quimiotácticas que desencadeiam uma resposta inflamatória aguda e geram uma maior libertação de espécies reactivas de oxigénio por parte dos polimorfos e de outros fagócitos. A destruição das células endoteliais, associada à trombose vascular, conduz à necrose dos microvasos, à isquemia local e à perda de tecido. A perda da barreira natural das células endoteliais permite a infiltração de várias citocinas que levam os fibroblastos a transformarem-se em miofibroblastos.

A libertação mediada por espécies reactivas de oxigénio de citocinas como o fator de necrose tumoral α (TNF- α), o fator de crescimento derivado de plaquetas, o fator de crescimento de fibroblastos β, as interleucinas 1, 4 e 6, o fator de crescimento transformador β1 (TGF- β1) e o fator de crescimento do tecido conjuntivo[(12)], resulta numa ativação fibroblástica desregulada e o fenótipo dos miofibroblastos persiste. Estes miofibroblastos são caracterizados por taxas de proliferação invulgarmente elevadas, secreção de produtos anormais da matriz extracelular e uma capacidade reduzida de degradação desses componentes.

O desequilíbrio entre a síntese e a degradação no tecido irradiado é excessivo no osso. A combinação da morte dos osteoblastos após a irradiação, da incapacidade de repovoamento dos osteoblastos e da proliferação excessiva de miofibroblastos, resulta numa redução da matriz óssea e na sua substituição por tecidos fibrosos. A análise micro radiográfica do osso na ORN sugere quatro possíveis mecanismos de destruição óssea:[13]

- Reabsorção progressiva de osteoclastos mediada por macrófagos, não acompanhada de ontogénese-periosteocitólise, patognomónica da ORN;
- Desmineralização extensa, secundária a estímulos externos como a saliva e produtos bacterianos; e envelhecimento acelerado do osso. Por fim, os miofibroblastos sofrem apoptose e o osso permanece mal vascularizado e fibrosado.

Os avanços moleculares levaram a uma melhor compreensão da patogénese da osteorradionecrose e da complexidade da cicatrização de feridas após a radioterapia. Assim, a osteorradionecrose é atualmente considerada como um efeito tardio do processo fibroatrófico induzido pela radiação. Cada fração de radioterapia cria pequenos insultos nos tecidos produzidos por uma explosão de radicais livres. O processo de inflamação e regeneração é alterado pela influência de citocinas e factores de crescimento nos fibroblastos e na deposição de matriz extracelular associada. [53]

A introdução recente da radioterapia no tratamento de tumores sólidos permite curar cancros que anteriormente não podiam ser tratados. Infelizmente, o feixe de radiações utilizado para combater o cancro não danifica apenas o tumor, mas também os tecidos normais que se encontram na trajetória do feixe. Os tecidos normais no trajeto do feixe sofrem frequentemente danos. Tanto os ossos como os tecidos moles são afectados pela radiação terapêutica.

A osteonecrose clinicamente significativa (ORN) desenvolve-se durante um período que varia entre quatro meses e vários anos. Não existe um tratamento satisfatório para a necrose por radiação utilizando os meios convencionais disponíveis. Um obstáculo à cicatrização é a perda de nutrientes. As úlceras de radiação são dolorosas e o uso prolongado de analgésicos narcóticos pode levar à dependência. As elevadas taxas de insucesso confrontam os cirurgiões reconstrutivos que trabalham em áreas irradiadas, devido a problemas de cicatrização. A osteorradionecrose é clinicamente significativa quando se desenvolve em quatro locais anatómicos: parede torácica, mandíbula, pélvis, coluna vertebral e crânio. Podem ocorrer danos nas costelas e no esterno após radioterapia para tumores da mama, da parede torácica ou do pulmão. As fracturas patológicas nas costelas irradiadas podem resultar da tosse ou de uma simples respiração profunda. Os danos por radiação no crânio resultantes do tratamento de tumores orbitais ou cerebrais são raros[4][29], devido à utilização de doses de radiação altamente fraccionadas. O tratamento radioterapêutico de neoplasias pélvicas pode levar à radionecrose das vértebras lombares, do fémur ou da pélvis; as fracturas de stress patológicas podem resultar de lesões destas estruturas de suporte de peso. As doses de radiação necessárias para produzir uma morte adequada do tumor nos cancros da cabeça e do pescoço são acompanhadas por uma incidência infelizmente elevada de osteorradionecrose.

INTRODUÇÃO AO HBOT

O osso é 1,8 vezes mais denso do que os tecidos moles e, por conseguinte, absorve uma dose maior de radiação incidente do que os tecidos moles. Os efeitos da radiação no osso adulto são uma consequência da lesão dos seus componentes celulares e vasculares. Doses elevadas de radiação provocam uma endarterite proliferativa que conduz à isquémia e, por fim, à morte do osso. Perturba o equilíbrio normal da destruição osteoclástica e da reconstrução osteoblástica no osso. A morte celular destes osteócitos e osteoblastos leva à osteoporose e, por sua vez, à osteonecrose(54).

O valor terapêutico da HBO foi originalmente observado em experiências in vivo controladas em queimaduras, nas quais se verificou que o aumento diário da tensão de oxigénio em tecidos hipóxicos estimulava a angiogénese capilar, a proliferação de fibroblastos e a síntese de colagénio. Além disso, a HBO pode também ser bactericida ou bacteriostática para muitos agentes patogénicos. (4)

Mainous et al foram provavelmente os primeiros a sugerir a utilização da HBO para o tratamento da ORN. Trabalhos recentes estão convencidos de que os efeitos radiogénicos celulares no osso ocorrem mais cedo do que as alterações vasculares bem conhecidas. Os hiperbaricistas têm muita experiência no tratamento da ORN na mandíbula(13)

O PAPEL DA ACTIVIDADE DOS OSTEOCLASTOS/OSTEOBLASTOS

No osso adulto normal e saudável, a maioria das células encontra-se na fase de repouso do ciclo mitótico. No entanto, existe uma renovação celular lenta mas constante, acompanhada de uma remodelação da estrutura óssea. Os osteoclastos proliferam, reabsorvem o osso e desaparecem, e os osteoblastos proliferam para reconstruir o osso. Este processo mantém-se ao longo da vida. O trauma estimula a proliferação de osteoblastos, principalmente a partir do periósteo, para reparar os danos no osso.(24) A radiação do osso leva a endarterite obliterante com trombose de pequenos vasos sanguíneos, fibrose do periósteo e da mucosa e danos nos osteócitos, osteoblastos e fibroblastos. Os osteócitos e osteoblastos danificados podem sobreviver até tentarem dividir-se, altura em que ocorre a morte mitótica. Uma célula óssea individual pode sofrer morte mitótica num intervalo de meses ou anos após a irradiação, ou pode nunca se dividir, a menos que seja estimulada por um traumatismo. Por isso, há uma perda lenta de células ósseas após a radioterapia, com o consequente abrandamento do processo de remodelação, o que leva ao risco de necrose óssea(55). Harris sublinhou que o principal problema para o cirurgião que trata o osso osteorradionecrótico é a ausência de separação, ou seja, o sequestro, que aponta para um defeito dos osteoclastos. Os osteoclastos surgem dos tecidos hematopoiéticos, seguindo-se a disseminação vascular e a geração de pré-osteoclastos e osteoclastos em repouso no próprio osso. Os danos causados pela radiação na medula óssea e nos vasos sanguíneos explicariam a sua ausência. Igualmente importante é a ausência do osteoblasto, que é considerado como a principal influência no recrutamento e ativação do osteoclasto. Uma terceira consideração foi a probabilidade de os osteoclastos não considerarem o osso necrótico irradiado um substrato adequado para a fagocitose. Jones et al excluíram esta possibilidade (27), demonstrando a produção de fossas de reabsorção ativa por osteoclastos em cultura na superfície do osso osteorradionecrótico in vitro. Dambrain, através da análise micro radiográfica de fragmentos removidos de pacientes com ORN, mostrou dois tipos de reabsorção óssea. Uma osteoclástica não seguida de osteogénese relevante e uma outra, patognomónica das complicações pós-radiação, ligada a uma atividade alterada dos osteócitos. Estas células são responsáveis por um alargamento irreversível dos osteoblastos, que se instalam nas regiões ósseas pouco vascularizadas, em particular na parede dos canais haversianos. A coalescência dos osteoclastos alargados origina cavidades policíclicas que são uma caraterística típica da ORN.(17) O oxigénio hiperbárico estimula a angiogénese, a proliferação de fibroblastos e osteoblastos e a formação de colagénio nos tecidos irradiados e aumenta as concentrações de oxigénio celular.(11) Um osteoblasto seria incapaz de produzir osteoide e de remodelar o osso irradiado existente. A morte das células reprodutoras ocorre com doses de radiação significativamente inferiores às necessárias para produzir a morte interfásica e é o principal interesse daqueles que utilizam a radiação terapêutica. O mecanismo subjacente ao princípio geral é que quanto mais rapidamente uma linha celular se divide, mais sensível se torna. Os cofactores quimioterapêuticos nos doentes com risco de hipercalcemia de neoplasia maligna podem ter efeitos adicionais ou sinérgicos com os bisfosfonatos. A idade, o estado imunitário, a nutrição, o estado de desempenho de Karnofsky ou o índice de Kaplan-Feinstein podem afetar adicionalmente o eixo osteoclastos/osteoblastos. A fisiologia óssea é complexa, mas os osteoblastos e os osteoclastos são importantes a nível celular. As alterações no eixo osteoclastos/osteoblastos podem ser o principal fator de risco preditivo, com os bifosfonatos a actuarem como modificadores desse eixo. As exigências únicas da mandíbula requerem adaptabilidade e regulação positiva do eixo osteoclastos/osteoblastos, mais do que noutros locais do esqueleto.(56)

INVESTIGAÇÃO

O diagnóstico da osteorradionecrose mandibular é baseado nos sinais e sintomas clínicos que se apresentam. Recentemente, os exames imagiológicos ajudam-nos a explorar os sinais radiográficos de necrose e a avaliar a gravidade da doença para tomar decisões de tratamento. Também ajudam a excluir processos malignos, como a recorrência do tumor ou a doença metastática. As alterações clínicas associadas à radioterapia diminuem as caraterísticas radiográficas de um tumor e são confundidas com uma doença semelhante em determinados cenários. O efeito de massa pode estar presente nos músculos masseter e pterigoide, e as alterações dos tecidos moles podem ser visualizadas na tomografia computorizada. O inchaço associado pode ser encontrado de forma localizada ou difusa em torno das áreas de necrose, o que dificulta a interpretação radiográfica.(51) A ORN não tem achados radiográficos específicos, ao contrário de outras condições como a osteomielite e a osteonecrose dos maxilares relacionada com bisfosfonatos. As radiografias panorâmicas são uma excelente ferramenta de rastreio, mas tendem a subestimar a extensão da doença. A tomografia computorizada (TC) permite uma avaliação tridimensional e uma melhor determinação da extensão da necrose para orientar o tratamento. As anomalias ósseas encontradas nas radiografias simples e na TC incluem o adelgaçamento do osso cortical, o alargamento do ligamento periodontal, a osteólise, a esclerose e o sequestro. As alterações da medula óssea são observadas na TC, juntamente com a predileção pelas anomalias do córtex bucal, que são bem observadas nas radiografias. Na fístula orocutânea, em certos casos, também se pode observar aprisionamento de ar.(39) (Fig. n.º 8), (Fig. n.º 9), (Fig. n.º 10) A ressonância magnética (RM) é um dos valiosos equipamentos de diagnóstico utilizados na identificação e tratamento da ORN. Mostra as alterações da medula óssea antes da manifestação clínica da doença, reduzindo também a distorção provocada por artefactos dentários. Na ORN, o edema da medula óssea é representado na RM como uma redução da intensidade do sinal nas imagens ponderadas em T1 e um aumento da intensidade do sinal nas imagens ponderadas em T2. Durante o planeamento do tratamento, as alterações obtidas através da RM podem ser utilizadas para a avaliação pré-cirúrgica da extensão da necrose, das margens cirúrgicas necessárias e da reconstrução. A imagiologia funcional permite visualizar a atividade osteoblástica e inflamatória no osso. A utilização da cintigrafia óssea na avaliação diagnóstica é limitada pela sua resolução espacial e falta de especificidade. Na avaliação de um doente sugestivo de ORN, um aumento da captação pode ser identificado como tumor ou inflamação associada a uma infeção localizada de origem dentária. Os exames de fluorodeoxiglicose F-18 (FDG) e de tomografia por emissão de positrões (PET) F-18 podem ser propostos como possíveis ferramentas para a avaliação da doença. A atividade do marcador é utilizada como um indicador no prognóstico do tratamento de carcinomas da cabeça e do pescoço(57). Assim, a importância do diagnóstico conduz a um melhor prognóstico da doença pré-existente. A revisão de dados actualizados faz com que a utilização de exames PET/CT possa ajudar a orientar as decisões de tratamento e a prever os resultados no futuro no que diz respeito à ORN(51)(58).

GESTÃO DENTÁRIA DA ORN

A destruição dos tecidos periodontais causada por uma má higiene oral e pelo tabagismo após a radioterapia é o principal fator de risco da ORN. Muitos autores sugerem que a taxa de incidência de ORN diminui se for efectuado um tratamento dentário com uma higiene oral adequada. Por conseguinte, aconselha-se uma boa gestão dentária e uma boa saúde oral aos pacientes submetidos a radioterapia para o cancro da cabeça e do pescoço. (59) O tratamento dentário num paciente que planeia receber radioterapia pode incluir a extração do dente de uma forma mais conservadora. Embora uma abordagem conservadora seja indicada em alguns casos, para pacientes com cuidados dentários anteriores limitados, má higiene oral e doenças dentárias/periodontais evidentes, deve ser considerada uma gestão dentária pré-radiação mais agressiva.(1) Em 1932, Coutard relatou a sua experiência com a ORN, tendo constatado que esta ocorre após extracções dentárias realizadas pouco antes ou em qualquer altura após a radioterapia. A incidência de ORN é três vezes maior em pacientes dentados do que em pacientes edêntulos, como resultado do trauma da extração dentária e da infeção da doença periodontal. Morrish et al. observaram que os pacientes edêntulos tinham um risco relativamente baixo de desenvolver ORN. As infecções orais e a intervenção cirúrgica devem ser reduzidas ao mínimo nos doentes submetidos a radioterapia. A taxa de risco mais elevada de desenvolver ORN é observada em dentes mandibulares posteriores com raízes que se encontram abaixo da linha milo-hióidea, e quando uma extração atraumática não foi possível. (60) A cárie e a doença periodontal são comuns, e tem havido controvérsia sobre se esses dentes devem ser removidos. Há quarenta anos atrás, foi reconhecido que a manutenção de uma dentição saudável era essencial para a prevenção da ORN. Para tal, era necessária a participação voluntária de um dentista para avaliar e monitorizar a dentição e para remover os dentes quando necessário. A prevenção da ORN é feita através de uma atenção meticulosa ao planeamento do tratamento pré-radiação para eliminar doenças orais, tais como cáries, abcessos e doença periodontal. Todos os dentes com cáries grosseiras, sem esperança periodontal ou com um mau prognóstico de retenção para além de 12 meses foram removidos antes da radioterapia, tendo sido evitadas, tanto quanto possível, as extracções após a radioterapia. Foi recomendada a alveoloplastia com encerramento primário, a utilização de antibióticos pré e pós-operatórios e uma espera de 10 dias antes da radioterapia. A prevenção também requer que o doente mantenha uma boa higiene oral após a radioterapia. Considerações preventivas adicionais incluem a prescrição de pilocarpina para ajudar o fluxo salivar e minimizar a xerostomia, flúor tópico para controlar a cárie dentária e, possivelmente, o uso de suplementos salivares artificiais.(22) É geralmente aceite que os dentes no campo de irradiação de alta dose não precisam inevitavelmente de ser extraídos. Mas os pacientes selecionados para radioterapia continuam a precisar de receber tratamento dentário preventivo. Um estudo com 250 doentes examinados imediatamente antes da radioterapia mostrou que 68% deles necessitavam de cuidados dentários imediatos.(8) A higiene dentária é obrigatória para os doentes que visitam regularmente o consultório dentário antes da radioterapia e das extracções dentárias. É igualmente desejável que os doentes atinjam um bom nível de higiene oral antes da radioterapia. As extracções dentárias e o tratamento periodontal antes da radioterapia previnem o desenvolvimento de cáries de radiação, a progressão da doença periodontal e a ORN. Os dentes que necessitam de extração antes da radioterapia são os dentes que se encontram no campo de dose elevada, que não são restauráveis ou que têm um envolvimento periodontal avançado, e os doentes que não querem ou não conseguem manter os cuidados orais. Apenas os dentes não totalmente erupcionados com risco de infecções do tipo "esconderijo" devem ser removidos antes da radioterapia, enquanto os dentes totalmente impactados devem ser deixados no local. Alguns autores recomendam a extração de dentes com bolsas periodontais >5 mm ou >6 mm em campos de alta dose de radiação(51) antes da irradiação. Todos os outros dentes devem ser limpos e restaurados antes do início da radioterapia. Isto foi demonstrado por Bedwineck et al, que publicaram um artigo comparando dois protocolos de extração de dentes. Entre 1966 e 1969, o Hospital M.D. Anderson, em Houston, Texas, procedeu à extração de todos os dentes que se encontravam em prognóstico. Entre 1969 e 1971, a nova política foi a de conservar todos os dentes, exceto os considerados irressecáveis. A incidência de ORN caiu de 19,7% durante o período de extrações dentárias eletivas para 7,9% durante o período de conservação. Essa diminuição deveu-se à redução da incidência de ORN por extrações dentárias (de 11,8% para 2,3%). Segundo Johnson (1997), os dentes mandibulares a serem irradiados acima de 6.000 cGy foram removidos. (61) Os pacientes que recebem altas doses de radioterapia devem ser submetidos a extrações dentárias de todos os dentes irressecáveis antes da radioterapia. A análise do campo de radiação evita procedimentos desnecessários, pois extrações realizadas fora da área de radiação não constituem um fator de risco para o desenvolvimento de ORN. Não se aconselham extracções de dentes irredutíveis, mas assintomáticos, nas consultas pré-radiação ou no período pós-radiação em doentes com doenças avançadas ou em fase terminal.(8) Se for tomada a decisão de extrair dentes, a questão é saber quando extraí-los, antes, durante ou após a radioterapia. Considera-se que o pior momento para extrair um dente é durante a radioterapia, mas a crença comum de adiar as extracções após a radioterapia, na expetativa da recuperação dos tecidos com o tempo, está errada. A maioria dos estudos relata uma taxa mais elevada de ORN em extracções pós-radioterapia. Bedwinek et al relataram que as extracções antes da irradiação aumentam o risco de ORN, a maioria dos autores afirma que a remoção profiláctica da dentição periodontalmente envolvida, que pode absorver altas doses de radiação e ter um mau prognóstico, particularmente na mandíbula, minimiza esse risco. Beumer et al. relataram que a ORN associada à extração pós-irradiação necessita mais frequentemente de ressecção radical do que a ORN associada à extração pré-irradiação (45,4% versus 11,7%, respetivamente). Deve-se concluir, portanto, que todos os dentes que estão gravemente doentes devem ser extraídos na consulta de pré-radioterapia. (3) Se forem planeadas extracções pré-radioterapia, o período entre a extração e a radioterapia é crítico. Marx e Johnson e Epstein et al. recomendaram um intervalo de 3 semanas antes do início da radioterapia, uma vez que trabalhos experimentais demonstraram que são necessárias 3 semanas para a formação de osteoide nas cavidades e para a reparação epitelial estar completa após as extracções. No entanto, este período de tempo pode por vezes atrasar o tratamento. Por isso, muitos autores sugerem um intervalo de 2 semanas como aceitável, uma vez que este é normalmente o tempo necessário para planear e moldar o trabalho de sala. No entanto, o tempo de reparação não deve ser prolongado por um período longo que comprometa o tratamento oncológico e o prognóstico. A maior incidência de ORN é observada nos pacientes que realizam extracções imediatamente antes ou imediatamente após a radioterapia. A técnica utilizada nas extracções pré-radioterapia planeadas inclui a alveoloplastia e o encerramento primário. O mucoperiósteo que cobre o osso alveolar a ser removido deve ser elevado, mas não deve ser efectuada qualquer elevação periosteal, uma vez que isso prejudicará o fornecimento de sangue ao osso subjacente. Se as extracções pós-radiação forem necessárias, a técnica deve ser conservadora e deve ser executada com o mínimo de trauma(62), e muitas recomendações têm sido feitas. Sugere-se a extração simples com fórceps, tendo em conta a necessidade de não danificar o osso subjacente. Trauma mínimo, alveolectomia com corte ósseo cuidadoso, retalhos conservadores, fechamento primário sem tensão e remoção de poucos dentes por sessão minimizam as complicações pós-operatórias e estão associados a menores taxas de ORN. Marx e Johnson relataram que houve uma perda contínua de capilares ao longo do tempo após a radioterapia, e defenderam a cirurgia 1 a 6 meses após a radioterapia, para diminuir as chances de ORN. Alguns sugeriram que, se se considerar que o doente está em risco de ORN, a oxigenoterapia hiperbárica pode ser considerada como profilaxia contra a ORN. Nestes casos, recomendamos a utilização profilática de ultra-sons como alternativa ao oxigénio hiperbárico. A literatura recomenda o uso de antibióticos para exodontias associadas à radioterapia, especialmente em pacientes com risco de desenvolver ORN. Em geral, os autores comentam brevemente o uso geral de antibióticos, sem detalhar seu tipo, posologia e tempo. Em geral, a HBO e os antibióticos têm sido considerados favoráveis quando utilizados como adjuvantes em extracções dentárias após radioterapia, contribuindo para uma baixa frequência de complicações.(3) Após a radiação, existe uma janela de 5 a 6 meses de reparação e cicatrização tecidular antes do início da fibrose progressiva e perda de vascularização. Durante esta fase de cicatrização, após a resolução da mucosite e da dermatite, é uma altura muito mais segura para fazer as extracções necessárias, para diminuir as hipóteses de ORN. Alguns sugeriram que, se se considerar que o doente está em risco de ORN, a oxigenoterapia hiperbárica pode ser considerada como profilaxia contra a ORN. Nestes casos, recomendamos a utilização profilática de ultra-sons como alternativa ao oxigénio hiperbárico. Mealy et al. referiram que os dentes totalmente embutidos podem não necessitar de ser removidos se forem normais, mas que os dentes parcialmente erupcionados e expostos ao ambiente oral devem ser removidos antes da radioterapia. Hayward et al referiram que os dentes impactados podem fornecer uma via infecciosa para o osso maxilar onde a capacidade de reparação foi prejudicada pelos efeitos da irradiação. Embora os terceiros molares impactados possam permanecer assintomáticos ao longo da vida, é mais provável que causem infecções e conduzam a problemas como cáries dentárias, formação de quistos e desenvolvimento de lesões neoplásicas. (22) É bem aceito que a extração dentária deve ser evitada mesmo após muitos anos de radioterapia de cabeça e pescoço. A diminuição da vascularização local e a consequente capacidade de cicatrização prejudicada pela radiação, particularmente na mandíbula, é a principal causa da ORN. Importante na prevenção e tratamento da ORN é o reconhecimento da singularidade da lesão por radiação.(60) Embora as células variem na sua sensibilidade à radiação, todos os tecidos no campo são lesados em algum grau. Algumas células escapam a danos maiores, enquanto outras são mortas de imediato e outras morrem mais tarde devido a danos letais. Outras ainda tornam-se incapazes de se replicar. Quando as células não são substituídas, há uma perda de vascularização e de celularidade que é progressiva e inevitável. O facto de os tecidos moles e o osso se tornarem mais hipóxicos e fibróticos com o tempo após a radiação de doses elevadas foi referido por Marx. Os estudos de biópsia e de perfusão de tecidos em tecidos irradiados ao longo do tempo mostram esta falta de revascularização e uma perda gradual de perfusão. A prova clínica deste facto é a atrofia e o endurecimento dos tecidos, a diminuição da abertura da mandíbula e a dificuldade de deglutição, bem como a frequência de ORN anos após a conclusão da radiação. O tecido irradiado é de pior qualidade quanto maior for o tempo decorrido desde a conclusão da radiação, e o risco de ORN aumenta com o tempo. A ferida inerente a uma extração dentária, mesmo muitos anos após a radiação, submete este tecido comprometido a exigências metabólicas às quais pode não ser capaz de responder. Com base no conhecimento atual da fisiopatologia da ORN, a teoria da fibrose induzida pela radiação, podem ser desenvolvidos novos protocolos para a sua prevenção e tratamento. Anteriormente, os doentes que necessitavam de múltiplas extracções dentárias ou de extracções cirúrgicas extensas, ou de ambas, podiam receber HBO antes e depois da operação. Em vez disso, todos os doentes que tivessem de fazer extracções dentárias poderiam receber oito semanas de pentoxifilina 400 mg duas vezes por dia com tocoferol 1000 UI, começando uma semana antes do procedimento[(20)]. Se a ORN se desenvolver, podem ser continuados por mais 6 meses, com clodronato prescrito após 3 meses se não houver uma resposta apreciável. A utilização de profilaxia antibiótica antes das extracções, embora comum, não foi validada em nenhum estudo que seja do nosso conhecimento. No entanto, a profilaxia antimicrobiana pode ser incorporada neste protocolo, se desejado([32]).

O papel da infeção na ORN não é claro, particularmente porque a transição entre ORN e osteomielite é ambígua, mas relatórios recentes sugeriram que as bactérias podem ter um papel importante na sua patogénese. Embora o sucesso do regime de pentoxifilina com tocoferol pareça ser bem sucedido, é adequado administrar um curto período de antibiótico oral para quaisquer extracções. Os antibióticos devem ser utilizados apenas para ORN estabelecida quando existe evidência clínica de infeção e pus franco, incluindo seios perinasais ou colecções. [(63)]

Katsura et al fizeram uma classificação do estado periodontal radiográfico após a radioterapia que nos pode ajudar a definir qual o dente que deve ou não ser extraído. Ela possui 3 graus:[(64)]

1) Mudança questionável ou nenhuma

2) Alargamento do espaço do ligamento periodontal e existência de lâmina dura

3) Alargamento do espaço do ligamento periodontal e desaparecimento da lâmina dura.

A lâmina dura é um osso compacto que envolve a membrana periodontal e é identificada como uma linha radiolúcida bem definida numa radiografia panorâmica. A membrana periodontal é um portal de entrada de bactérias para o osso mandibular na doença periodontal ou na cárie dentária avançada. Na radiografia panorâmica, a doença periodontal ou a cárie dentária avançada manifestam-se inicialmente como uma expansão da membrana periodontal. Após uma exacerbação adicional que afecta a mandíbula, a rutura e o desaparecimento da lâmina dura podem ser evidentes. Por conseguinte, um estado periodontal radiográfico de grau 2, de acordo com Katsura et al, significa que a infeção bacteriana ainda não se espalhou para o osso mandibular e um estado de grau 3 indica que a infeção se espalhou para o osso mandibular. Além disso, especula-se que o osso mandibular e o tecido periodontal no campo de radiação são facilmente infectados, porque os vasos sanguíneos e as células ósseas parecem estar danificados. Alguns estudos referem que a radiação enfraquece efetivamente o tecido periodontal. Nos resultados de Katsura et al, todos os casos de ORN apresentavam um estado radiográfico de grau 3 e um nível de perda óssea alveolar >60% no início da doença, o que torna estes parâmetros uma indicação para a extração antes da radioterapia. [51]

As extracções realizadas em doentes de radioterapia devem ser efectuadas por um cirurgião qualificado, com experiência em ORN. O número de dentes por quadrante que deve ser removido de uma só vez, se o periósteo deve ser elevado, se as cavidades devem ser fechadas primariamente, se deve ser realizada uma alveoloplastia radical ou conservadora e se devem ser utilizados antibióticos, foram todos analisados numa tentativa de reduzir a ORN após as extracções. Passados 60 anos, a questão continua por resolver, mas todos os autores concordam que a técnica de extração deve ser tão suave quanto possível. Uma vez que a xerostomia induzida pela radiação é um fator causal primário da cárie dentária e, em última análise, da ORN, a manutenção de um ambiente oral húmido é crucial para a prevenção da ORN.[11] Os danos a longo prazo nas glândulas salivares que resultam em xerostomia permanente são proporcionais à exposição e ao volume total das glândulas irradiadas. A secreção de saliva pode ser mantida a um nível aceitável limitando os campos de radiação ao volume mínimo consistente com um tratamento eficaz e, sempre que possível, utilizando campos planeados para excluir pelo menos parte das glândulas principais. A boca seca pode causar uma queixa subjectiva de boca seca, dificuldade em falar e em engolir alimentos secos, sensação de ardor na boca, cáries dentárias, candidíase oral e sialadenite bacteriana. Os estímulos gustativos (goma de mascar sem açúcar) ou farmacológicos (agentes colinérgicos) podem aumentar a atividade funcional do tecido salivar residual. A pilocarpina em doses de até 5 mg 3 vezes por dia pode ser eficaz. Os doentes com boca seca devem evitar tudo o que prejudique ainda mais a salivação, como medicamentos, tabaco e álcool. Podem beneficiar de um controlo dietético, tomando goles frequentes de água (particularmente durante a refeição), e utilizando saliva artificial e fluoretos tópicos. [11] De acordo com as condições de saúde oral, os desejos do doente, o estatuto socioeconómico e o prognóstico do estádio do cancro, é tomada uma decisão sobre o tratamento dentário do doente antes de iniciar a radioterapia.

GESTÃO CONSERVADORA DA ORN

O tratamento inicial da ORN deve ser conservador, o que inclui apenas medicação e tratamento local da ferida, uma vez que 60% dos casos se resolvem com este tratamento. Esta taxa de resolução pode estar sobrestimada devido à inclusão dos chamados casos "ligeiros" de ORN. As abordagens conservadoras também foram citadas como um desperdício de recursos que se revelam ineficazes, envolvendo quantidades inaceitáveis de tempo, esforço e medicação em situações extremas. (36)

A higiene oral é essencial, com a utilização de colutórios de clorexidina aquosa a 0,02% após as refeições ou colutórios salinos constantes. Os detritos devem ser lavados/irrigados e os sequestros devem ser deixados separar-se espontaneamente ou removidos com cuidado, pois qualquer interferência cirúrgica pode favorecer a extensão do processo necrótico. Curi e Dib defendem a sequestrectomia(6) quando um sequestro é identificado por técnicas radiológicas. Galler et al. relataram três casos de ORN que se desenvolveram a partir da atividade da doença periodontal e propuseram o uso de digluconato de clorexidina e oxigénio hiperbárico no tratamento desta condição. Analgésicos e antiinflamatórios são prescritos quando os médicos julgam necessário com o aumento dos sinais e sintomas de dor, desconforto.(29)

Um sequestro é definido como uma porção de osso que se separa do osso sadio durante o processo de necrose. O sequestro é uma resposta de defesa em que o tecido de granulação e o tecido cicatricial envolvem uma área infetada. Quantidades significativas de tecido necrótico prejudicam a cicatrização da ferida. A maioria das lesões ORN contém mais quantidade de osso necrótico do que de reabsorção, o que resulta numa cicatrização incompleta. A remoção do sequestro facilita a epitelização secundária e a cicatrização. Foi relatada a cicatrização completa de lesões osteonecróticas após a remoção suave ou espontânea dos sequestros. (55)

Não é razoável assumir que o sequestro por si só contribui para a recuperação completa na maioria dos casos, porque nem todas as lesões sequestrantes foram resolvidas nos casos de Wong et al. Parece que a remoção do sequestro facilita a cicatrização e é um guia para lesões que tendem a responder mais positivamente ao tratamento não cirúrgico/HBO.

Embora a ORN não seja um processo infecioso e os tecidos sejam hipovasculares, o que limita o sucesso dos agentes antimicrobianos sistémicos, as tetraciclinas têm sido recomendadas devido à sua absorção selectiva pelo osso. O acesso ao osso avascular é desconhecido, o que torna a tetraciclina ineficaz. A penicilina também tem sido utilizada, devido ao envolvimento de bactérias orais na contaminação superficial. O metronidazol, três vezes por dia, ou outros antimicrobianos de largo espetro podem ser adicionados em casos de infeção grave ou quando estão implicados anaeróbios. Os antibióticos raramente curam a ORN.(6)

O uso de compressas sobre o osso exposto foi muito utilizado no passado. O autor utilizava peróxido de zinco misturado com carboximetilcelulose em peróxido de hidrogénio, referindo também o uso de solução de neomicina a 5% ou acriflavina como alternativas. Morton e Simpson também recomendaram pacotes para cobrir pequenas áreas de osso exposto e tecido de granulação delicado após a separação do sequestro, e para manter as cavidades ósseas necróticas limpas em pacientes que não estão prontos para o tratamento definitivo. Consideraram o BIPP (pasta de parafina de bismuto e iodofórmio) em gaze com fita muito satisfatório, uma vez que permanece bastante macio e bastante limpo. [65]

No estudo de Wong et al (69%) de 28 doentes as lesões resolveram-se, estabilizaram ou melhoraram, evitando a cirurgia ou a HBO através da utilização de packs. Alguns estudos tentaram estratégias conservadoras semelhantes, poupando os doentes à ressecção em 77% a 96%. Quando a resolução completa não é possível, a função assintomática preservada é aceitável em doentes com idade avançada ou para aqueles que evitam a cirurgia. A resolução completa foi registada em 31% a 48% dos doentes[49].

Uma consideração importante a ter em conta no tratamento é o facto de a maioria dos doentes desejar evitar uma cirurgia maxilar de grande envergadura. Morton e Simpson recordam-nos que todos os doentes que foram submetidos a tratamento para doenças malignas são idosos e têm uma saúde oral deficiente. Para alguns doentes, a cirurgia pode ser inadequada, sendo tratados através de medidas conservadoras.

TRATAMENTO CIRÚRGICO DA ORN

A cirurgia é muitas vezes uma opção de tratamento para a ORN. Normalmente, é combinada com antibióticos e lavagens bucais, e também com HBO e ultra-sons. As indicações para a reconstrução cirúrgica incluem a presença de grandes ulcerações intra-orais e/ou a formação de fístulas que levam à drenagem e à dor, bem como osteólise radiofacticamente evidente do bordo inferior da mandíbula e uma fratura patológica, uma fístula orocutânea ou ambas. Os procedimentos cirúrgicos podem incluir a descorticação intra ou extra-oral para controlar as fístulas e a remoção do osso necrótico para expor o restante osso irradiado vascularizado. A hemorragia fornece a melhor orientação para a viabilidade do tecido remanescente. A ressecção é normalmente necessária quando existe uma fratura patológica, uma fístula oral/cutânea ou uma osteólise de espessura total vista radiograficamente. Até aprendermos a identificar os doentes que podem responder à HBO, este tratamento deve ser a primeira escolha no tratamento da ORN sempre que possível.(51) As opções cirúrgicas iniciam-se com a remoção de pequenas sequestras, e aumentam consoante cada caso, para sequestrectomia adicional, alveolectomia com encerramento primário, encerramento de fístulas orocutâneas e retalhos para cobertura da área (locais ou vascularizados livres). Em casos extremos, são efectuadas grandes ressecções e hemimandibulectomias (Fig. n.º 12) (Fig. n.º 13), devendo o osso ser reconstruído preferencialmente com uma fonte óssea com fornecimento de sangue próprio, como retalhos vascularizados da fíbula ou da crista ilíaca. Embora a cirurgia tenha como objetivo a remoção de tecido francamente necrótico, a menos que sejam tomadas medidas para melhorar a vascularização (Fig. nº 14), a cicatrização será frequentemente problemática. (36) As abordagens cirúrgicas conservadoras começam com a remoção de pequenas sequestras e, se necessário, desbridamento do osso superficial até ocorrer hemorragia. As placas corticais geralmente não sangram em pacientes com ORN. A realização de furos no córtex mandibular inviável irradiado foi sugerida por Hahn e Corgill na tentativa de estimular o tecido de granulação. (49) Como a ORN representa um osso superficialmente contaminado, sendo a radionecrose dos tecidos moles o principal responsável pela exposição óssea e pelos sintomas, o objetivo do tratamento pode limitar-se a fornecer tecido mole vascularizado para cobrir o osso. O retalho do músculo temporal pode ser utilizado para a cavidade oral posterior e o retalho nasolabial para exposições anteriores. Uma alternativa, se esses retalhos não estiverem disponíveis, seria o uso de retalhos miocutâneos distantes ou retalhos livres, como o retalho livre do antebraço radial. Se a ORN persistir, pode ser indicada a ressecção mandibular. Entretanto, se a reconstrução não for realizada, o colapso da face pode gerar grave incapacidade funcional e deformidade, mesmo sabendo que os tecidos moles fibróticos irradiados ajudam a reduzir essa tendência ao colapso. A reconstrução mandibular com enxertos ósseos deve ser realizada visando os seguintes critérios: restauração da continuidade óssea, altura alveolar, forma facial e volume ósseo mantidos ao longo do tempo e eliminação das deficiências de tecidos moles para que se possa usar próteses. O desenvolvimento de retalhos miocutâneos e o uso recente de retalhos ósseos livres microvasculares permitiram modificações substanciais no processo de decisão da extensão da ablação cirúrgica de uma ORN extensa. (21) A introdução de tecido bem vascularizado é necessária para assegurar a melhor reconstrução funcional com uma cosmética óptima. Buchbinder e St. Hilaire consideram que a substituição do osso morto por um retalho vascularizado contendo osso é, sem dúvida, o tratamento de eleição. Isso não só permitirá a restauração do defeito de continuidade mandibular, mas também trará uma cobertura de tecido mole não irradiado com um suprimento de sangue intacto(42). As margens da ressecção óssea são estimadas no pré-operatório através de uma tomografia computorizada ou ressonância magnética, mas a extensão definitiva da ressecção é determinada no intra-operatório(66) com margens, sempre que anatomicamente possível, que demonstrem osso saudável e sangrante. O tecido mole afetado também deve ser excisado. A reabilitação após a reconstrução pode ser efectuada com implantes integrados Osseo. Muitas variáveis devem ser consideradas no planeamento da reabilitação de pacientes com uma prótese dentária implanto-suportada (Fig. 15) (Fig. 16), tais como a qualidade e quantidade de osso, o estado de radiação da mandíbula nas áreas selecionadas para receber os implantes e os recursos financeiros para suportar esta reabilitação. Marx e Johnson demonstraram, num estudo de amostras de biópsias seriadas de pacientes irradiados, que havia uma perda contínua de capilares ao longo do tempo após a irradiação. Para além disso, não se verificou qualquer evidência de revascularização espontânea ao longo do tempo. Com base neste estudo, estes autores recomendam que a cirurgia de reconstrução ou implante seja efectuada de 1 a 6 meses após a irradiação, porque este intervalo reduz o risco de desenvolver ORN. (46)

TRATAMENTO DE ACORDO COM A TEORIA DA FIBROSE INDUZIDA POR RADIAÇÃO

Para reverter as alterações nas espécies reactivas de oxigénio que produzem fibrose induzida pela radiação e, em última análise, ORN, foram desenvolvidos novos regimes terapêuticos. A pentoxifilina é um derivado da metil xantina que exerce um efeito anti-TNFα, aumenta a flexibilidade dos eritrócitos, dilata os vasos sanguíneos, inibe as reacções inflamatórias in vivo,(20) inibe a proliferação de fibroblastos dérmicos humanos e a produção de matriz extracelular e aumenta a atividade da colagenase in vitro. É administrado com tocoferol (vitamina E), que elimina as espécies reactivas de oxigénio geradas durante o stress oxidativo, protegendo as membranas celulares contra a peroxidação dos lípidos, inibindo parcialmente o TGF-β1 e a expressão dos genes do procolagénio, reduzindo assim a fibrose. Estes dois fármacos actuam em sinergia como potentes agentes antifibróticos. Em estudos com animais, nenhum dos fármacos isoladamente foi capaz de reverter as espécies reactivas de oxigénio.(25) O papel da infeção na ORN não é claro, particularmente porque a transição entre ORN e osteomielite é ambígua, mas relatórios recentes sugerem que as bactérias podem ter um papel importante na sua patogénese. Embora o sucesso do regime de pentoxifilina com tocoferol(17) pareça ser bem sucedido, é adequado administrar um curto período de antibiótico oral para quaisquer extracções. Os antibióticos devem ser utilizados apenas para ORN estabelecida quando há evidência clínica de infeção e pus franco, incluindo seios perinasais ou colecções com descarga. Todos os doentes que vão fazer extracções dentárias podem receber oito semanas de pentoxifilina 400 mg duas vezes por dia com tocoferol 1000 UI, começando uma semana antes do procedimento. Se se desenvolvesse ORN, poderiam ser continuados por mais 6 meses, com clodronato prescrito após 3 meses se não houvesse uma resposta apreciável.(20) Os doentes que seriam excluídos são aqueles com fracturas patológicas, ou em que a fratura patológica parece provável, como quando se planeia a curto prazo a transferência de tecido composto vascularizado livre. Os doentes a quem teria sido administrada HBO antes e depois da curetagem ou sequestrectomia devem receber pentoxifilina e tocoferol.

OUTRAS MODALIDADES DE TRATAMENTO

Foram sugeridas outras modalidades de tratamento da ORN. Existem alguns relatórios interessantes sobre fármacos utilizados para melhorar o fluxo sanguíneo e o metabolismo dos tecidos. Eppley et al sugeriram a utilização do fator de crescimento dos fibroblastos (FGF) antes do enxerto ósseo, demonstrando uma melhoria da vascularização no leito dos tecidos moles irradiados e uma redução do risco de fracasso do enxerto ósseo em coelhos. Dion et al utilizaram a pentoxifilina para cicatrizar feridas de radionecrose de tecidos moles na mucosa oral. A calcitonina também tem sido utilizada com sucesso no tratamento da ORN. A eletroterapia também foi sugerida, mas todas estas técnicas ainda não foram confirmadas[(54)].

Existe um consenso crescente de que as equipas multidisciplinares podem reduzir o sequele de irradiação e que é também obrigatório que, antes da radioterapia para o cancro da cabeça e pescoço, todos os doentes sejam submetidos a uma avaliação dentária meticulosa e a um acompanhamento rigoroso durante e após a radioterapia.[(35)]

Deve ser dada especial atenção ao planeamento pré-tratamento da terapia dentária de pacientes submetidos a radioterapia da região da cabeça e do pescoço, bem como aos controlos pós-tratamento. Deve ter-se especial cuidado com as técnicas de extração, a higiene dentária, os dispositivos de proteção dentária com flúor, o tempo de cicatrização adequado para os dentes extraídos antes da radioterapia, um planeamento pré-radiação exato dos iodo e um tratamento cuidadoso das feridas pós-cirúrgicas. [(67)] Os antibióticos para a profilaxia da osteonecrose são inferiores ao tratamento com HBO aquando da realização de pequenos procedimentos electivos.

Existem alguns tópicos na gestão oral que ajudam a prevenir a ORN:

1. Todos os pacientes devem receber explicações sobre a importância do tratamento dentário periódico para aliviar e prevenir complicações orais após a radioterapia, bem como instruções de escovagem dos dentes antes da radioterapia.

2. Extração de dentes doentes e em risco antes da radioterapia. Os dentes doentes e em risco são descritos como aqueles com cáries que se estendem para a câmara pulpar, aqueles com lesões periódicas, bolsas periodontais superiores a 5-6 mm, envolvimentos de furca de Grau 2 e mobilidade de Grau 2 ou mais. As extracções devem ser realizadas, no mínimo, duas semanas antes do início da radioterapia.

Os dentes que devem ser tratados são os que se encontram dentro de um campo de radiação que se espera que exceda 50 Gy.

3. Os pacientes que recebem altas doses de radioterapia devem ser submetidos a extrações dentárias de todos os dentes não restauráveis antes da radioterapia. A análise do campo de radiação evita procedimentos desnecessários, uma vez que as extracções realizadas fora da área de radiação não constituem um fator de risco para o desenvolvimento de ORN. Não são recomendadas extracções de dentes irremediáveis, mas assintomáticos, nas consultas pré-radiação ou n o período pós-radiação em doentes com doenças avançadas ou em fase terminal.

4. Prescrição de pilocarpina numa dose e num horário de 5 mg três vezes por dia (até 30 mg de dose diária total), começando uma hora antes da primeira dose de radiação e continuando potencialmente durante toda a vida. Algumas evidências sugerem que o início da pilocarpina antes da radioterapia pode diminuir a necessidade do medicamento após a radioterapia.

5. O flúor tópico deve ser fornecido num gel para escovar ou numa moldeira personalizada e utilizado uma ou duas vezes por dia durante 15 minutos, e a adesão estrita à escovagem regular dos dentes três vezes por dia e ao uso diário de fio dentário.[19]

6. Os doentes edêntulos devem ser monitorizados de perto para detetar deiscências ou rutura de tecido da mucosa sob uma prótese. As ulcerações da prótese devem ser tratadas deixando a prótese fora da boca até a cobertura da mucosa estar completa. Os ajustes dos tecidos moles da prótese e a oclusão devem ser cuidadosamente monitorizados para minimizar o trauma. Após as extracções e a radioterapia, o fabrico da prótese deve ser adiado até um ano ou mais, dependendo da cicatrização alveolar e da saúde oral e sistémica geral. [23]

7. Os substitutos da saliva podem ser utilizados para aliviar a xerostomia. Os relatos subjectivos de alguns pacientes sugerem que a água tem o mesmo efeito benéfico e é menos dispendiosa do que o produto comercial. Escalonamento, medição da profundidade da bolsa periodontal e do índice de placa após a radioterapia uma vez de 6 em 6 meses e exame radiográfico uma vez de 12 em 12 meses, para avaliar novas possibilidades de extracções.[16]

8. Todos os doentes submetidos a extracções dentárias poderiam receber oito semanas de pentoxifilina 400 mg duas vezes por dia com tocoferol 1000 UI, começando uma semana antes do procedimento. Se se desenvolvesse ORN, poderiam ser continuados durante mais 6 meses, com clodronato prescrito após 3 meses se não houvesse uma resposta apreciável; [32]

9. Realizar extracções dentárias após a radioterapia quando indicado, de acordo com a classificação do estado periodontal radiográfico efectuada por Katsura et al. (estado radiográfico de grau 3 e nível de perda óssea alveolar >60%);[32]

10.Após a radiação, fazer as extracções indicadas, sempre que possível, de preferência no período de 5 a 6 meses de reparação e cicatrização dos tecidos, antes do início da fibrose progressiva e da perda de vascularização, para diminuir as hipóteses de ORN.

As lesões pequenas ou que produzem sequestro são aspectos clínicos de bom prognóstico futuro que podem cicatrizar após tratamento conservador. O tratamento da ORN refractária e extensa deve incluir cirurgia radical e terapia HBO quando não responde às medidas conservadoras. O princípio fundamental para o tratamento bem-sucedido da ORN avançada é a ressecção de todo o tecido necrótico com reconstrução imediata composta de tecido ósseo e mole. A ressecção radical e a reconstrução microvascular imediata parecem ser um tratamento fiável e bem sucedido para a ORN avançada e extensa da mandíbula. Para as apresentações avançadas de ORN, incluindo fratura patológica, fístula e desvitalização completa do osso, a ressecção mandibular segmentar com enxerto ósseo vascularizado livre tornou-se o tratamento padrão, uma vez que é cada vez mais claro que a HBO por si só não é benéfica. (36)

O método mais eficaz nas nossas mãos é um protocolo combinado de HBO/cirúrgico em que o osso é removido, quando necessário, apenas depois de revascularizar e melhorar o tecido irradiado adjacente que está ferido, mas ainda vivo. A remoção cirúrgica do tecido necrótico é o foco: a HBO é adjuvante. A HBO por si só parece ser ineficaz na ORN porque não é capaz de revitalizar o osso morto. A HBO no tratamento da ORN estabelecida sem um tratamento cirúrgico agressivo é inadequada. Por conseguinte, deve ser combinada com uma abordagem cirúrgica para remover os tecidos desvitalizados. Pode ajudar a reduzir a necessidade de grandes intervenções cirúrgicas em doentes cujo cancro tenha sarado. Quando a HBO é utilizada, deve ser administrada numa dose adequada para ser terapêutica. [49]

QUADROS

Com base na compreensão atual da fisiopatologia da ORN, poderiam ser desenvolvidos novos protocolos para a sua prevenção e tratamento. A pentoxifilina, o tocoferol e o clodronato são os fármacos indicados, de acordo com a teoria da fibrose induzida pela radiação.(51) Defendemos que é melhor confiar na observação clínica para garantir um tratamento ótimo do que seguir rigorosamente um número fixo de tratamentos protocolares. A prevenção, no entanto, deve continuar a ser o objetivo de todos os que tratam neoplasias malignas da cabeça e pescoço com radioterapia.

QUADRO -1: DISTRIBUIÇÃO DOS DOENTES SEGUNDO O TIPO DE CANCRO:[22]

Diagnóstico	Grupo 1	Grupo 2	TOTAL
SCC	28	15	43
Fase I*	4	1	5
Fase II	3	1	4
Fase III	5	3	8
Fase IV	16	10	26
CEC recorrente	6	4	10
CEC metastático	3	2	5
Adenocístico	1	1	2
carcinoma	7	4	11
Melanoma	5	7	12
Outros	5	5	10
Total	55	38	93

QUADRO -2: SÍTIOS PRIMÁRIOS DE CANCRO NA POPULAÇÃO ESTUDADA[23]

Local	Grupo 1	Grupo 2	total
Língua oral	8	2	10
Pavimento da boca	0	1	1
Retro molar - trígono	3	0	3
Amígdala	5	5	10
Mucosa bucal	1	0	1
Alvéolo inferior	0	2	2
Alvéolo superior	1	0	1
Hipofaringe	8	3	11
Nasofaringe	9	8	17
Glândula submandibular	6	3	9
Glândula parótida	11	9	20
lábio	2	0	2
outros	1	5	6
total	55	38	93

TABELA -3: NOVA CLASSIFICAÇÃO CLÍNICA DA OSTEORADIONECROSE DA MANDÍBULA (ORNM):[10]

Osso/tecido mole		
Necrose óssea (B)	B0	Sem alterações distintas ou apenas imagens osteolíticas na radiografia, mas os doentes sofrem de sintomas típicos relacionados com a ORNM (exposição óssea ou dor)
	B1	Diâmetro máximo da lesão na radiografia <2,0 cm
	B2	Diâmetro máximo da lesão na radiografia_2,0 cm
	B3	Fratura patológica Defeito nos tecidos moles
Defeito nos tecidos moles	S0	Integridade das mucosas e da pele
	S1	: Defeito da mucosa intra-oral ou fístula cutânea externa
	S2	Defeito da mucosa intra-oral e da pele externa; defeito de passagem

QUADRO -4: ESCALA LENT/SOMA:(51),(41)

	GRAU 1	GRAU 2	GRAU 3	GRAU 4
SUBJECTIVO				
Dor	Ocasional, mínimo	Intermitente e tolerável	Persistente e intenso	Refratário e excruciante
Mastigação	Dificuldade com sólidos	Dificuldade com o macio alimentos		
Dentadura		Utilizar próteses soltas	Incapacidade de usar dentaduras	
Trismo	Registada mas não mensurável	Impedir a alimentação normal	Dificuldade em comer	Ingestão oral inadequada
OBJECTIVO				
Osso exposto		≤2 cm	>2 cm ou sequestro limitado	Fratura
Trismo		1 cm-2 cm abertura	0,5 cm-1 cm de abertura	<0,5 cm de abertura
GESTÃO				
Dor	Ocasionalmente não narcótico	Regular não narcótico	Narcótico regular	Intervenção cirúrgica ou ressecção
Osso exposto		Antibióticos	Desbridamento, terapia HBO	Ressecção
Trismo e mastigação		Dieta suave	Dieta líquida, antibióticos, relaxantes musculares	Sonda NG, Gastrostomia
ANALÍTICO				
Radiografia da mandíbula	Alterações questionáveis ou nenhuma	Osteoporose (radiolucente) Osteosclerose (rádio densa)	Sequestra	Fratura
Radiografias panorâmicas/CT	Avaliação da progressão da necrose			

Os 9 parâmetros do SOM são pontuados de 0 a 4 (0 = não toxicidade), o total da pontuação e a divisão por 9.

QUADRO -5: SISTEMA DE ESTAGIAMENTO CLÍNICO E TRATAMENTOS CORRESPONDENTES (He et al.):[10]

Estágio	Constituição B/S	tratamento
Fase 0	B0S0	Terapia conservadora
Fase I	B1S0, B1S1, B1S2	Sequestrectomia e encerramento primário
Fase II	B2S0, B2S1, B2S2	Ressecção marginal sem reconstrução ou ressecção segmentar combinada com reconstrução com retalho osteocutâneo; deve ser utilizado um retalho adicional de tecido mole em doentes com fístula orocutânea
Fase III	B3S0, B3S1, B3S2	Ressecção segmentar combinada com reconstrução com retalho osteocutâneo; deve ser utilizado um retalho adicional de tecido mole em doentes com fístula orocutânea

(B - necrose óssea; S - defeito dos tecidos moles).

TABELA -6: REVISÃO GERAL DOS MÉTODOS DE CLASSIFICAÇÃO E SISTEMAS DE ESTADIAMENTO ANTERIORES PARA A OSTEORRADIONECROSE DA MANDÍBULA:(10)

Marx 1983	Mandíbula	58	Grau I: 30 mergulhos de HBO foram utilizados para atingir a recuperação da mucosa Grau II: Não respondedores de grau I que necessitaram de um tratamento alveolar transoral sequestrectomia Grau III: Não respondedores de Grau II; foi necessária uma ressecção óssea Grau IV: Foram dados 30 mergulhos adicionais de HBO aos doentes que necessitaram de um enxerto ósseo
Caixão26 1983	Mandíbula	22	Menor: Pequenos sequestros que podem separar-se espontaneamente ao longo de várias semanas Maior: Necrose óssea que se estende a toda a espessura da mandíbula; por vezes, está presente uma fratura patológica
Morton3 1986	Mandíbula	39	Ligeira: Exposição óssea com ulceração e um historial de espículas ósseas que se resolvem espontaneamente Moderada: Pequeno sequestro de natureza limitada e que se resolve espontaneamente Grande área de osso exposto e sequestro; fratura óssea e fístula
Epsteinet al.4 1987	Mandíbula	26	Fase I: Resolvida/curada, com ou sem fratura patológica Fase II: Crónica/persistente não agressiva, com ou sem fratura patológica Fase III: Ativo/progressivo, com ou sem fratura patológica
Glanzmann e Gra¨tz25	Mandíbula	189	Fase 1: Exposição óssea sem sinais de infeção e que persiste durante pelo menos 3 meses
1995			Fase 2: Exposição óssea com infeção ou sequestro e sem os sinais da fase 3-5 Fase 3: Necrose óssea tratada com ressecção mandibular com um resultado satisfatório Fase 4: Necrose óssea com problemas persistentes apesar da ressecção mandibular Fase 5: Morte devido a ORNJ
Clayman24 1997	Mandíbula	Não definido	Tipo I: Apresenta-se com lise óssea sob gengiva ou mucosa intactas Tipo II: Exposição óssea com contaminação secundária; uma forma agressiva

Storee Boysen19 2000	Mandíbula	73	Estádio 0: Apenas defeito da mucosa Estádio I: Evidência radiológica de osso necrótico com mucosa intacta Estádio II: Achados radiográficos positivos com osso desnudado intraoralmente Estádio III: Exposição do osso necrótico; fístula cutânea e infeção
Schwartz e Kagan15 2002	Mandíbula	Não definido	Fase I: Envolvimento superficial apenas da mandíbula Fase II: Envolvimento localizado da mandíbula, com ou sem necrose dos tecidos moles Fase III: Envolvimento difuso da mandíbula, com ou sem necrose dos tecidos moles
Notaniet al.17 2003	Mandíbula	87	Fase I: ORN confinada ao osso alveolar Fase II: ORN limitada ao osso alveolar e/ou acima do nível do canal alveolar inferior Fase III: ORN
			sob a parte inferior do canal alveolar inferior, com fístula ou fratura óssea
Tsai et al.10	Mandíbula	30	Fase I: Exposição óssea mínima com
2013			apenas tratamento conservador Fase II: Necessidade de desbridamento ligeiro Fase III: Necessidade de HBO Fase IV: Necessidade de cirurgia de grande porte
Karagozoglu et al.16 2014	Mandíbula	31	Estádio 0: Exposição óssea há mais de 1 mês; sem alterações distintas na imagiologia Estádio I: Exposição óssea sem alterações distintas na imagiologia, com ou sem sintomas Estádio II: Exposição óssea com alterações distintas na imagiologia, sem envolvimento do bordo inferior da mandíbula Estádio III: Osso necrótico envolvendo o bordo inferior da mandíbula
Lyons et al.14 2014	Mandíbula	85	Estádio 1: <2,5 cm de comprimento de osso afetado; assintomático Estádio 2: >2,5 cm de comprimento de osso afetado; envolvendo fratura ou o nervo dentário inferior Estádio 3: >2,5 cm de comprimento de osso afetado; sintomático, sem outras caraterísticas Estádio 4: >2,5 cm de comprimento de osso afetado; fratura óssea e envolvendo nervo dentário inferior ou fístula

RESUMO

A osteoradionecrose (ORN) é uma complicação grave resultante da radioterapia, que afecta principalmente o tecido ósseo. Segue-se um resumo da doença:

Definição: A ORN é caracterizada pela morte do tecido ósseo devido à interrupção do fornecimento de sangue, frequentemente após tratamento com radiação para o cancro. Ocorre mais frequentemente nos ossos maxilares (mandíbula e maxila) devido à sua exposição frequente durante os tratamentos contra o cancro da cabeça e do pescoço.

Causas

- **Radioterapia**: A principal causa, onde altas doses de radiação danificam a vasculatura do osso, reduzindo o fornecimento de sangue e prejudicando a cicatrização.
- **Traumatismos**: Extracções dentárias, implantes ou outros procedimentos invasivos pós-radiação podem desencadear ORN.
- **Infeção**: As infecções secundárias na zona afetada podem agravar a doença.

Sintomas

- Dor e inchaço na zona afetada
- Osso exposto que não cicatriza
- Infeção, que pode causar secreção de pus
- Fracturas ou perda óssea em casos graves

Factores de risco

- Doses elevadas de radiação (superiores a 60 Gy)
- Má higiene oral
- Consumo de tabaco e de álcool
- Doenças coexistentes como a diabetes

Diagnóstico

- **Exame clínico**: Avaliação dos sintomas e do historial de radioterapia.
- **Imagiologia**: Os raios X, as tomografias computorizadas ou as ressonâncias magnéticas podem ajudar a visualizar os danos nos ossos.
- **Biópsia**: Em alguns casos, pode ser necessária uma amostra de tecido para excluir a

recorrência do cancro.

Tratamento

- **Tratamento conservador**: Inclui o controlo da dor, antibióticos para a infeção e oxigenoterapia hiperbárica para melhorar a cicatrização.
- **Intervenção cirúrgica**: Remoção do tecido ósseo necrótico e, em casos graves, reconstrução com enxertos ou retalhos ósseos.
- **Medidas preventivas**: Avaliações e procedimentos dentários pré-radiação para minimizar o trauma pós-radiação.

Prognóstico

O resultado depende da gravidade e da rapidez do tratamento. A intervenção precoce e a adesão a medidas preventivas podem melhorar significativamente o prognóstico e a qualidade de vida. A ORN é uma doença complexa que requer uma abordagem multidisciplinar para uma gestão e prevenção eficazes.

CONCLUSÃO

Os doentes com cancro da cabeça e do pescoço continuam a representar um desafio para os cirurgiões e oncologistas. A osteorradionecrose pode ser um golpe cruel para os doentes e as suas famílias que já tiveram de suportar o tratamento do cancro.

A radioterapia pode causar grandes danos na região da cabeça e do pescoço como resultado do tratamento do cancro. Segue-se um processo fisiopatológico complexo e dinâmico que diminui a qualidade de vida do doente e conduz frequentemente a uma grave crise clínica. Por conseguinte, os danos induzidos pela radiação devem ser antecipados e prevenidos sempre que possível e geridos precocemente. A introdução de modificadores da resposta biológica, de fármacos citoprotectores, de técnicas de radiação poupadoras de tecidos e de avanços cirúrgicos deverá ajudar a controlar estas complicações. As complicações da radioterapia devem ser cuidadosamente consideradas, de modo a que sejam envidados todos os esforços para minimizar a morbilidade oral destes doentes antes, durante e após o tratamento do cancro e ao longo da vida do doente.

REFERÊNCIAS

1. Makkonen TA, Kiminki A, Makkonen TK, Nordman E. Extracções dentárias em relação à radioterapia de 224 pacientes. Int J Oral Maxillofac Surg. 1987;64:56-64.

2. Kawaguchi K, Horie A, Yamada H, Goroku Y, Hamada Y. Radioterapia estereotáxica guiada por imagem combinada com quimioterapia oral para doentes com carcinoma recorrente da cabeça e do pescoço - estudo de acompanhamento ao longo de 5 anos. Int J Oral Maxillofac Surg [Internet]. Associação Internacional de Cirurgia Oral e Maxilofacial; 2013;42(10):1276. Disponível em: http://dx.doi.org/ 10.1016/ j.ijom.2013.07.353

3. Mcleod NMH, Bater MC, Brennan PA. Management of patients at risk of osteoradionecrosis: results of survey of dentists and oral & maxillofacial surgery units in the United Kingdom, and suggestions for best practice. Br J Oral Maxillofac Surg [Internet]. Associação Britânica de Cirurgiões Orais e Maxilofaciais; 2010;48(4):301-4. Disponível em: http://dx.doi.org/ 10.1016/j. bjoms.2009.06.128

4. Svalestad J, Hellem S, Thorsen E, Effect ACJ. Effect of hyperbaric oxygen treatment on irradiated oral mucosa: microvessel density (Efeito do tratamento com oxigénio hiperbárico na mucosa oral irradiada: densidade de microvasos). Int J Oral Maxillofac Surg [Internet]. Associação Internacional de Cirurgia Oral e Maxilofacial; 2015;44(3):301-7. Disponível em: http://dx.doi.org/10.1016/j.ijom.2014.12.012

5. Corry J. Avanços em oncologia por radiação. Int J Oral Maxillofac Surg [Internet]. Associação Internacional de Cirurgia Oral e Maxilofacial; 2015;44(1):e4. Disponível em: http://dx.doi.org/10.1016/j.ijom.2015.08.924

6. Peleg M, Lopez EA. O Tratamento da Osteoradionecrose da Mandíbula: The Case for Hyperbaric Oxygen and Bone Graft Reconstruction (O caso do oxigénio hiperbárico e da reconstrução de enxertos ósseos). 2006;956- 60.

7. Horn D, Jonas R, Engel M, Freier K, Hoffmann J, Freudlsperger C. A comparison of free anterolateral thigh and latissimus dorsi fl aps in soft tissue reconstruction of extensive defects in the head and neck region. J CranioMaxillofacial Surg [Internet]. Elsevier Ltd; 2013;1-6. Disponível em: http://dx.doi.org/10.1016/j.jcms.2013.11.017

8. Sulaiman F, Huryn JM. Extracções dentárias no paciente irradiado de cabeça e pescoço: A Retrospective Analysis of Memorial Sloan-Kettering Cancer Center Protocols, Criteria, and. 2003;1123-31.

9. Célio-Mariano R, de Melo WM, Carneiro-Avelino C. Avaliação radiográfica comparativa da cicatrização óssea alveolar associada ao plasma rico em plaquetas autólogo após cirurgia de terceiros molares inferiores impactados. J Oral Maxillofac Surg [Internet]. Elsevier Inc.; 2012;70(1):19-24. Disponível em: http://linkinghub.elsevier. com/retrieve/pii/ S0278239111005672

10. He Y, Liu Z, Tian Z, Dai T, Qiu W, Retrospetiva ZZ. Análise retrospetiva da

osteorradionecrose da mandíbula: propondo uma nova classificação clínica e um novo sistema de estadiamento. 2015;

11. Sciubba JJ, Goldenberg D. Complicações orais da radioterapia. 2006;
12. Silvestre-rangil J, Silvestre F. Gestão clínico-terapêutica da osteoradionecrose: Uma revisão e atualização da literatura. 2011;16(7):3-7.

13. Thorn JJ, Hansen HS. Osteoradionecrose dos maxilares: caraterísticas clínicas e relação com o campo de irradiação. 2000;1088-93.

14. Zaki M, Bs YX, Joiner M, Kim H, Do MD. Osteoradionecrose cervical após aceleração. PRRO [Internet]. Sociedade Americana de Oncologia de Radiação; 2016;2-5. Disponível em: http://dx.doi.org/10.1016/ j.prro.2016.03.001

15. Steoradionecrosis O. E steoradionecrosis.
16. Chang DT, Sandow PL. Como a radiação danifica os dentes: Getting to the root of the problem. PRRO [Internet]. Sociedade Americana de Oncologia de Radiação; 2011;1(3):149-51. Disponível em: http://dx.doi.org/ 10.1016/j.prro. 2011.04.003

17. Restauração C, Refractária OF, Por O, Tratamento P, Ensaio apii. Restauração completa de osteoradionecrose mandibular refractária através de tratamento prolongado com. 2011;80(3):832-9.

18. Marx RE. Um novo conceito no tratamento da osteorradionecrose. J Oral Maxillofac Surg [Internet]. Associação Americana de Cirurgiões Orais e Maxilofaciais; 1983;41(6):351-7. Disponível em: http://dx.doi.org/10.1016/ S0278-2391(83)80005-6

19. Nabil S, Samman N. Incidência e prevenção de osteoradionecrose após extração dentária em pacientes irradiados: uma revisão sistemática. Int J Oral Maxillofac Surg [Internet]. Associação Internacional de Cirurgia Oral e Maxilofacial; 2011;40(3):229-43. Disponível em: http://dx.doi.org/10.1016/j.ijom. 2010.10. 005

20. Mcleod NMH, Pratt CA, Mellor TK, Brennan PA. Pentoxifilina e tocoferol no tratamento de pacientes com osteoradionecrose, a experiência de Portsmouth. 2012;50:41-4.

21. Reconstrução de defeitos maxilares e mandibulares com retalhos livres de fíbula: revisão da experiência clínica. 2015;(1):50.

22. Oh H, Chambers MS. Risk of Osteoradionecrosis After Extraction of Impacted Third Molars in Irradiated Head and Neck Cancer Patients (Risco de osteorradionecrose após extração de terceiros molares impactados em doentes com cancro da cabeça e do pescoço irradiados). 2004;139-44.

23. Hen ALMC, Hillips Thlp, ee nayl, d m. considerações práticas na reirradiação do cancro da cabeça e pescoço recorrente e do segundo cancro primário: quem, porquê, como e quanto? 2011;81(5):1211-9.

24. Mücke T, Jung M, Mitchell DA, Wolff K, Wagenpfeil S, Stockmann P, et al. Do

measurements of inflammatory mediators in blood predict recurrence in patients with bisphosphonate-related osteonecrosis of the jaws? Br J Oral Maxillofac Surg [Internet]. Associação Britânica de Cirurgiões Orais e Maxilofaciais; 2016;(2015):9-12. Disponível em: http://dx.doi.org/10.1016/j. bjoms.2016.01.009

25. Souza JD, Goru J, Goru S, Brown J, Vaughan ED, The SNR. A influência do oxigénio hiperbárico no resultado de pacientes tratados para osteoradionecrose: estudo de 8 anos. 2007;783-7.

26. Ahmed N, Jayaram R, Singh R, Patel V, Cascarini L, Mcgurk M. Osteoradionecrosis - a preventable problem? Int J Oral Maxillofac Surg [Internet]. Associação Internacional de Cirurgia Oral e Maxilofacial; 2015;44(c):e21. Disponível em: http://dx.doi.org/10.1016/j.ijom.2015.08.426

27. Subramaniam RM, Miller GM. Osteonecrose da mandíbula induzida por bisfosfonatos. 2008;66:10-2.

28. Ferrari S, Copelli C, Bianchi B, Ferri A, Poli T, Ferri T, et al. Reabilitação com implantes endósseos na reconstrução mandibular sem fíbula: Uma série de casos de até 10 anos. J Cranio-Maxillofacial Surg [Internet]. Elsevier Ltd; 2013;41(2):172-8. Disponível em: http://dx.doi.org/10.1016/j. jcms.2012.07.006

29. Geon I, Ho J, Wu H, Kyoung S, Park Y, Jung S. Efeito das células estaminais derivadas da medula óssea e da proteína morfogenética óssea-2 no tratamento da osteoradionecrose num modelo de rato *. J Cranio-Maxillofacial Surg [Internet]. Elsevier Ltd;2015;43(8):1478–86. Disponível de: http://dx.doi.org/10. 1016/j.jcms. 2015.06.035

30. Mcleod NMH, Patel V, Kusanale A, Rogers SN, Brennan PA. Leading article Bisphosphonate osteonecrosis of the jaw: a literature review of UK policies versus international policies on the management of bisphosphonate osteonecrosis of the jaw. 2011;49:335-42.

31. Maier A, Gaggl A, Klemen H, Santler G, Anegg U, Fell B, et al. Review of severe osteoradionecrosis treated by surgery alone or surgery with postperative hyperbaric oxygenation. bjoms. 2000;6:173-6.

32. Lyons A, Ghazali N. Osteoradionecrosis of the jaws: current understanding of its pathophysiology and treatment. 2008;46:653-60.

33. Hellstein JW, Marek CL, Pharm BS. (Mandíbula Bis-Phossy): Será esta a mandíbula do século XXI? 2005;682-9.

34. Wood GA. O oxigénio hiperbárico tem um papel no tratamento da osteoradionecrose? 1996;424-7.

35. Hansen T, Wagner W, Kirkpatrick CJ, Infected MK. Infected osteoradionecrosis of the mandible: follow-up study suggests deterioration in outcome for patients with Actinomyces - positive bone biopsies. 2006;1001-4.

36. Curi MM, Oliveira M. Tratamento da Osteoradionecrose Extensa da Mandíbula com Ressecção Radical e Reconstrução Microvascular Imediata. 2007;434-8.

37. Barkhuysen R, Janssens GORJ. Complicações múltiplas devido a osteoradionecrose num doente com tromboangiite obliterante. 2007;34-7.

38. Ulloa JJ. Osteonecrose induzida por bisfosfonatos orais: Risk Factors, Prediction of Risk Using Serum CTX Testing, Prevention, and Treatment. 2007;2397-410.

39. Weitz J, Kreutzer K, Bauer FJM, Wolff K, Nobis C, Kesting MR. Retalhos em sanduíche como uma solução viável para a gestão de grandes defeitos de tecido composto mandibular. J Cranio-Maxillo-Facial Surg [Internet]. Elsevier Ltd; 2015; Disponível em: http://dx.doi.org/10.1016/j.jcms.2015.07.038

40. Dds JK, Dds SK, Dds MK. Leucocyte-rich and platelet-rich fibrin for the treatment of bisphosphonate-related osteonecrosis of the jaw: a prospective feasibility study. Br J Oral Maxillofac Surg [Internet]. Associação Britânica de Cirurgiões Orais e Maxilofaciais; 2014;Disponível em: http://dx.doi.org/10. 1016/j.bjoms.2014.07.256

41. Duchnay M, Tenenbaum H, Wood R, Hr R, Ps S, Azarpazhooh A. Intervenções para prevenir a osteoradionecrose dos maxilares em pessoas que recebem radioterapia de cabeça e pescoço (Protocolo). 2015;(2).

42. Phulpin B, Dolivet G, Marie P, Poussier S, Gallet P, Leroux A, et al. Reavaliação dos danos tecidulares crónicos induzidos por rádio num modelo de membro posterior de rato. 2010;553-60.

43. Santler G, Hans K, Ruda C. Indicações e limitações dos modelos tridimensionais em cirurgia cranio-maxilo-facial. 1998;11-6.

44. Marx RE. A New Concept of Its Pathophysiology. joms. 1983;

45. Maciver C, Ross E. Avaliação intra-operatória do tecido afetado pela osteoradionecrose (ORN) através de imagens de fluorescência no infravermelho próximo (NIR). Br J Oral Maxillofac Surg [Internet]. Associação Britânica de Cirurgiões Orais e Maxilofaciais; 53(10):e114-5.Disponível em: http://dx.doi.org/ 10.1016/j.bjoms.2015.08.217

46. Ang E, Black C, Irish J, Brown DH, Gullane P, Sullivan BO, et al. Reconstructive options in the treatment of osteoradionecrosis of the craniomaxillofacial skeleton. 2003;1226:92-9.

47. Marx RE, Johnson RP. Estudos sobre a radiobiologia da osteoradionecrose e o seu significado clínico. Oral Surgery, Oral Med Oral Pathol Oral Radiol Endodontology. 1987;64(4):379-90.

48. Nabil S, Ramli R. A utilização do retalho de gordura bucal no tratamento da osteoradionecrose. Int J Oral Maxillofac Surg [Internet]. Associação Internacional de Cirurgia Oral e Maxilofacial; 2012;41(11):1422-6. Disponível em: http://dx.doi.org/10.1016/j.ijom.2012.04.001

49. Curi M, Curl MM, Dib LL. Osteoradionecrose dos maxilares: um estudo retrospetivo dos fatores antecedentes e do tratamento em 104 casos. J Oral Maxillofac Osteoradionecrosis of the Jaws: A Retrospective Study of the Background Factors and Treatment in 104 Cases. joms. 2016;(junho):540-4.

50. Kanatas AN, Lowe D, Harrison J, Rogers SN, Unit RM, Lane L, et al. Inquérito sobre a utilização de oxigénio hiperbárico por oncologistas maxilofaciais no Reino Unido. 2005;219-25.

51. Arce K. Capítulo 59 - Osteoradionecrose [Internet]. Current Therapy in Oral and Maxillofacial Surgery. Elsevier Inc.; 473-482 p. Disponível em: http://dx.doi.org/10.1016/B978-1-4160-2527-6.00059-1

52. Experience C. Osteoradionecrose: Experiência clínica e uma proposta de classificação. joms. 1997;104-10.

53. Schilling C, Lyons A. O retalho da artéria supraclavicular - um retalho útil para a reconstrução de defeitos devidos a osteoradionecrose. Int J Oral Maxillofac Surg [Internet]. Associação Internacional de Cirurgia Oral e Maxilofacial; 2013;42(10):1251. Disponível em: http://dx.doi.org/10.1016/j.ijom. 2013.07.275

54. Fliefel R, Tro M, Ku J. Estratégias de tratamento e resultados da osteonecrose dos maxilares relacionada com bifosfonatos (BRONJ) com caraterização dos doentes: uma revisão sistemática. 2015;(February):568–85.

55. Reich W, Bilkenroth U, Schubert J, Wickenhauser C, Walter A. Surgical treatment of bisphosphonate-associated osteonecrosis: Prognostic score and long-term results. J Cranio-Maxillofacial Surg [Internet]. Elsevier Ltd; 2015; Disponível em: http://dx.doi.org/10.1016/j.jcms.2015.07.035

56. Dell KO, Sinha U. Osteoradionecrosis.2011;23:455-64.

57. Chin RI, Spencer CR, Ley J, Dewees TA, Gay HA, Haughey BH, et al. Redefinindo a osteorradionecrose com o uso da tecnologia Cone Beam. Radiat Oncol Biol [Internet]. Elsevier Inc; 2016;94(4):925. Disponível em: http://dx.doi.org/10.1016/j.ijrobp.2015.12.177

58. Otto PDS, Febomfs DDS, Consultant S, Ristow O, Pache C, Troeltzsch M, et al. Cirurgia guiada por fluorescência para o tratamento da osteonecrose do maxilar relacionada com medicamentos: um estudo de coorte prospetivo. J Cranio-Maxillo-Facial Surg [Internet]. Elsevier Ltd; 2016; Disponível em: http://dx.doi.org/10.1016/j. jcms.2016.05.018

59. Batstone MD, Cosson J, Marquart L, Acton C. Platelet rich plasma for the prevention of osteoradionecrosis. Um estudo duplamente cego, randomizado, cruzado e controlado. Int J Oral Maxillofac Surg [Internet]. Associação Internacional de Cirurgia Oral e Maxilofacial; 2012;41(1):2-4. Disponível em: http://dx.doi.org/10.1016/j.ijom.2011.06.018

60. Shaw RJ, Butterworth C. Hyperbaric oxygen in the management of late radiation injury to the head and neck. Parte II: prevenção. Br J Oral Maxillofac Surg [Internet]. Associação Britânica de Cirurgiões Orais e Maxilofaciais; 2010; Disponível em: http://dx.doi.org/10.1016/j.bjoms.2009.11.016

61. Johnson RP. Robert p. johnson 545. 1997;545-6.
62. Dohan Ehrenfest DM, Rasmusson L, Albrektsson T. Classification of platelet concentrates: from pure platelet-rich plasma (P-PRP) to leucocyte- and platelet-rich fibrin (L-PRF). Trends Biotechnol. 2009;27(3):158-67.

63. Shivashankar VY, Johns DA, Vidyanath S, Sam G. Combinação de fibrina rica em plaquetas, hidroxiapatite e membrana PRF no tratamento de lesões periapicais inflamatórias de grandes dimensões. J Conserv Dent [Internet]. 2013;16(3):261-4. Disponível em:http://www.pubmedcentral.nih.gov/articlerender.fcgi?artid= 3698593&tool=p mcentrez&rendertype=abstract

64. Beech N, Porceddu S, Batstone M. Pre-radiotherapy dental extractions and osteoradionecrosis. Int J Oral Maxillofac Surg [Internet]. Associação Internacional de Cirurgia Oral e Maxilofacial; 2015;44:e37. Disponível em: http://dx.doi.org/10.1016/j.ijom.2015.08.468

65. Lange A, Marget M, Rolda JC. Irradiação da mandíbula por braquiterapia HDR como um novo modelo experimental de lesão óssea radiogénica. 2008;203-9.

66. Ogundipe OK, Ugboko VI, Nig F, Owotade FJ. Poderá o gel de plasma rico em plaquetas autólogo melhorar a cicatrização após extração cirúrgica de terceiros molares inferiores? YJOMS [Internet]. Elsevier Inc.; 2011;69(9):2305-10. Disponível em: http://dx.doi.org/10.1016/j.joms.2011.02.014

67. Reuther T, Schuster T, Mende U, Ku A. Osteoradionecrose dos maxilares como efeito secundário da radioterapia de doentes com tumores da cabeça e do pescoço - relatório de uma revisão retrospetiva de trinta anos. Int J Oral Maxillofac Surg. 2003;289-95.

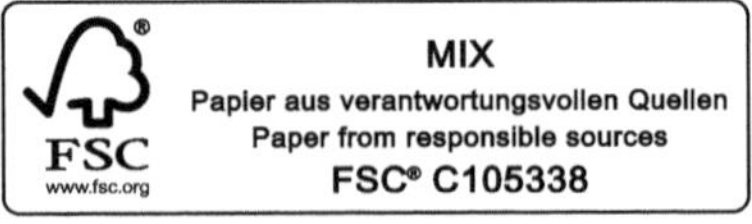

Printed by Books on Demand GmbH, Norderstedt / Germany